AF391816

ALBERT et ALEXANDRE MARY

# PRINCIPES DE

## PLASMOGENIE

Departamento de Imprenta de la Secretaría de Fomento.

Primera de Filomeno Mata núm. 8.—1916.

México

ALBERT et ALEXANDRE MARY

# PRINCIPES DE

# PLASMOGENIE

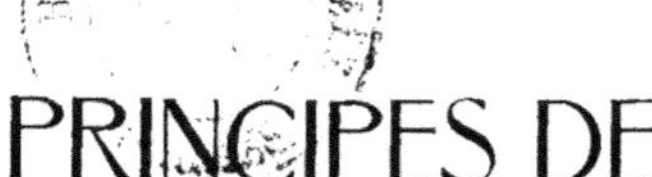

Departamento de Imprenta de la Secretaría de Fomento.

Primera de Filomeno Mata núm. 8.—1916.

México

A MONSIEUR L'INGENIEUR

# Don PASTOR ROUAIX,

SOUS SECRETAIRE DE FOMENTO

Qui, en réorganisant sur des bases fécondes l'Enseignement supérieure
des Sciences biologiques,
prépare une ère de gloire et de progrès à la République Mexicaine

---

Témoignage de Gratitude et de Profond Respect

---

Paris, Décembre 1915

## LES AUTEURS

# ADVERTENCIA

La obra de los Sres. Alberto y Alejandro Mary da a conocer en una forma muy clara y breve infinidad de hechos biológicos de la mayor importancia para la ciencia teórica y aplicada y que se encontraban dispersos en publicaciones disímbolas difíciles de adquirir.

Nuestras relaciones con los autores datan de hace mucho tiempo y siempre han sido cordiales, aunque limitadas por la enorme distancia que nos separa de París. Esta circunstancia ha sido un obstáculo para que nos comunicásemos directamente nuestras observaciones y a ella se debe, en gran parte, cierta diferencia de opinión en puntos controvertidos de la biología, que se notará al comparar nuestras publicaciones y las extranjeras, así como al darse cuenta de algunas críticas, que entre amistosos elogios, nos hacen algunas veces los Sres. Alberto y Alejandro Mary.

En nuestra correspondencia hemos discutido amigablemente, sin llegar a un acuerdo, las siguientes cuestiones, siendo nuestra modesta apinión enteramente contraria a la de estos biologistas:

Trabajos de Ch. Bastian: no creemos que haya producido microbios en medios esterilizados: sus errores se deben a una técnica defectuosa, a que no evita contaminaciones accidentales.

Síntesis del bacilo de Koch: nos parece indemostrada, los seudo-bacilos obtenidos no viven aún.

Movimiento browniano: lo atribuímos a un Micrococo y es un dogma fijar y limitar la resistencia de los organismos a una temperatura cualquiera. Este Micrococo resiste más que ninguno y no hay base suficiente para negarlo y considerarlo como micela inerte o muerta.

No aceptamos que nuestra teoría inorgánica de la vida sea transcripción de otras, o más recientes o muy vagas y generales, sin fijar el coloide primordial, base de la molécula protoplásmica.

No aceptamos tampoco que las producciones osmóticas representen a los Protobios, que deben ser semejantes a las esferolitas y no a germinaciones macroscópicas e irregulares del grupo de las seudofitas.

No aceptamos las inverosímiles transformaciones de amibas y otros Protozoarios en algas, sostenida por Bastian.

No aceptamos que el Bacilo de Koch sea un precipitado.

Dudamos de la clorofila sintética y sus propiedades mientras no se comprueben en forma más satisfactoria.

Estas críticas no disminuyen en nada el gran mérito de los señores Mary, y su personalidad científica nos parece digna de los mayores y más sinceros elogios. A la vez debemos darles las gracias por el envío de esta obra y las inmerecidas alabanzas que nos tributan.

México, marzo 3 de 1916.

A. L. Herrera.

# PRINCIPES DE PLASMOGENIE

PAR

## ALBERT et ALEXANDRE MARY

## Introduction

DÉFINITION ET OBJET DE LA PLASMOGÉNIE.—La *Plasmogénie,* ou biologie synthétique, a pour objet immédiat l'étude expérimentale des phénomènes de la vie organique. Elle se rattache ainsi à la physiologie générale, mais nous verrons plus loin qu'elle plonge ses racines ou épanouit ses rameaux dans le domáine entier des sciences naturelles, physiques et cosmologiques.

Le terme *Plasmogénie,* substitué à celui de *Plasmologie,* a été proposé en 1903 par Alfonso L. Herrera, qui le fait dériver de *plasma* (forme modelée) et *genea* (génération) (1).

Lavoisier disait de la chimie qu' "elle est l'art de l'analyse." Les sciences biologiques n'ont pas même débuté par ce stade; elles ont été d'abord descriptives, s'attachant, par un travail purement monographique et taxinomique, à faire connaître les échelons de la série vivante.

Mais l'évolution de chaque branche du savoir, conduit nécessairement à une phase synthétique. C'est ainsi qu'en Chimie, après avoir

---

(1) Herrera, *Une science nouvelle, la Plasmogénie,* México, 1911, p. 15.

décrit les espèces, on a entrepris de les analyser, puis de les préparer artificiellement. L'étude des phénomènes physiques a suivi une marche parallèle, et ce n'est que bien longtemps après avoir observé la foudre que l'on s'est demandé à quel agent il fallait la rapporter et comment on pourrait s'y prendre pour produire dans le cabinet, sur une moindre échelle, bien entendu, un phénomène du même ordre (1).

Même chose pour l'Astronomie et la Géologie. M. Birkeland a imité le phénomène des taches solaires en produisant des décharges disruptives à la surface d'un globe magnétique. Daubrée a pu reproduire dans son laboratoire un grand nombre de phénomènes cosmiques (2). La déformation tétraédrique du globe terrestre a été expliquée grâce aux expériences de Fairbairn sur l'écrasement des tubes cylindriques, et de Lowthian Green sur le dégonflement des ballons de caoutchouc. La spéléologie est devenue expérimentale avec Stanislas Meunier (3).

Analytique jusque vers la fin du XIX<sup>e</sup>. siècle, la Biologie, sans perdre de vue le perfectionnement de ses données d'observation, encore si incomplètes et imparfaites, s'est, elle aussi, depuis plusieurs lustres, engagée dans la voie féconde de la synthèse. Il s'agit, pour le naturaliste, d'imiter artificiellement les formes, les structures et les énergies de la vie organique,—à commencer par celles de la vie organique élémentaire.

Entendons-nous bien. Il n'est pas question, du moins quant à présent, de fabriquer de toutes pièces des organismes pareils à ceux qui se meuvent autour de nous, mais seulement de mettre en présence des corps dont les actions réciproques manifestent des forces et produisent des morphologies semblables aux forces et aux morphologies des organismes. Le physicien qui reproduit l'éclair n'a pas recours au frottement des nuages; les sources électriques qu'il utilise n'ont même, à première vue, aucun rapport avec les sources naturelles; enfin, l'étincelle qui crépite entre les armatures de laiton n'a rien de l'ampleur éblouissante et assourdissante de la décharge

_______

(1) Albert et Alexandre Mary, *Synthèse de la vie* in *Annales du Progrès*, 1912, N° 18.

(2) Daubrée, *Etudes synthétiques de géologie expérimentale*.

(3) C. R. du *Congrès* de Montauban de *l'Assoc. française pour l'Av. des Sc.*, 1902, p. 568.

céleste. On admet pourtant que la moindre étincelle électrique est une synthèse de la foudre,—et l'on a raison. Mais, bien qu'elles soient pas plus criticables, on rejette couramment les expériences de Plasmogénie. Il est vrai que l'humanité a mis plus de vingt siècles à s'apercevoir qu'il y avait identité entre la force qui gronde aux flancs des nuées orageuses et celle qui attire les objets légers vers l'ambre frotté! (1).

MÉTHODE.—Ce que nous venons de dire suffit à montrer que la Plasmogénie est exclusivement soumise, pour l'obtention de ses résultats essentiels, à la méthode expérimentale. Cette constatation lui donne, logiquement parlant, droit de cité parmi les sciences physiques; et il se trouve en effet que les recherches les plus récentes des physiciens et des biologistes ont établi tant et de si larges ponts entre le vivant et le non vivant, qu'il est à l'heure actuelle impossible de creuser un fossé entre la physiologie générale et la physico-chimie, la première étant seulement un cas particulier de la seconde.

La Plasmogénie, abstraite dans ses dernières inductions, est donc par elle-même une science concrète. Elle part du connu simple pour élucider l'inconnu composé. Elle s'applique à reproduire séparément les phénomènes élémentaires de la vie, puis à les réunir, à les associer, à en observer l'évolution sous des influences diverses (2).

Le retentissement de cette méthode positive sera des plus heureux sur un terrain où l'idée préconçue n'a que trop souvent stérilisé les efforts des chercheurs. On se souvient que Pasteur, mû par sa conception mystique de la force vitale, professait l'impossibilité d'obtenir synthétiquement les variétés actives de l'acide tartrique, alors que les expériences de M. Jungfleisch vinrent démontrer que les modifications de cet acide sont susceptibles de se convertir les unes dans les autres sans la moindre "action vitale" (3). Le plus sûr moyen de conduire la science à la faillite n'est-il pas, effectivement, de lui donner pour base une théorie vague dont les nuages ne sauraient porter le pesant édifice des faits?

------

(1) Albert et Alexandre Mary, *Annales du Progrès*, núm. 18, 1912.

(2) S. Leduc, *Essais de biologie synthétique* in *Biochemische Zeitschrift*, 1908, p. 281.

(3) G. Renaudet, in Herrera, *Leçons de biologie et de plasmologie comparées*, Berlín, 1906, p. 66.

## DIVISIONS

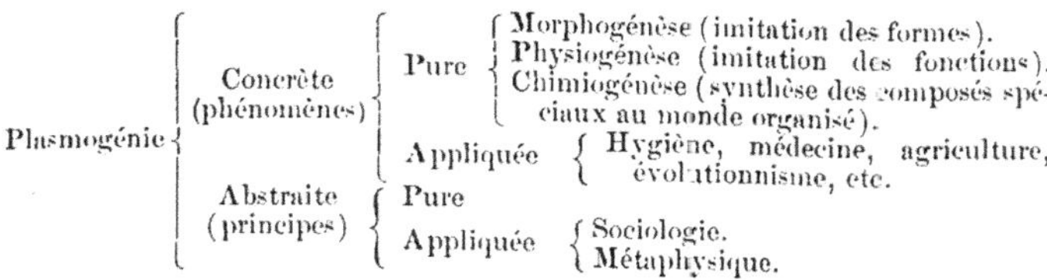

Plasmogénie
- Concrète (phénomènes)
  - Pure
    - Morphogénèse (imitation des formes).
    - Physiogénèse (imitation des fonctions).
    - Chimiogénèse (synthèse des composés spéciaux au monde organisé).
  - Appliquée
    - Hygiène, médecine, agriculture, évolutionnisme, etc.
- Abstraite (principes)
  - Pure
  - Appliquée
    - Sociologie.
    - Métaphysique.

Ces sections ne sont toutefois pas isolées par des cloisons étanches. La morphogénèse, par exemple, présentée parfois comme absolument distincte de la physiogénèse, est en connexion intime avec elle. Si la plasmogénie imite les formes et les structures organisées, c'est précisément parce qu'elle met en jeu des forces et des substances analogues à celles qui existent et agissent chez les êtres "vivants;" c'est parce qu'elle reproduit le même état colloïdal et les mêmes phénomènes de tension et de distension, de diffusion, de pression osmotique, de précipitation, d'absorption et de rétention, d'osmose, de glomérulation et de cristallisation imparfaite, dont tout organisme est le théâtre. La forme est inséparable de l'énergie qui la crée. Celle-ci vient-elle à suspendre son action? Les forces antagonistes ont tôt fait de détruire son œuvre. Toute modification morphologique répond à une variation dans le dynamisme intrinsèque de l'être ou dans celui de l'ambiance. En d'autres termes, il n'y a pas, il ne peut pas y avoir de morphogénèse sans physiogénèse; et faire surgir, au moyen de réactifs de laboratoire, la forme et la structure d'un être, c'est éveiller du même coup dans la somnolence apparente de l'inorganique, des activités parallèles à celles de la vie (1).

APERÇU HISTORIQUE.—Instinctivement, la synthèse biologique fait penser à l'*Homonculus* de Platon, Gœthe, Hammerling. Pénétrer les lois ultimes de l'organisation, créer chimiquement des êtres organisés, voilà certes l'un des songes les plus vieux et les plus constants de l'humanité, songe dont maint alchimiste a poursuivi la réalisation dans le mystère de son laboratoire. Cependant, la Plasmogénie date d'hier, à l'instar de la navigation aérienne, de l'océano-

_______

(1) Albert et Alexandre Mary, *Une opinion sur la Plasmogénie*, in *Le Médecin* du 30 juin 1911.

graphie, de la spéléologie; et il n'en pouvait être autrement, puisqu'elle emprunte tour à tour ses éléments initiaux à la chimie, à la physique, à la géologie, à la biologie.

La première expérience de physiogénèse a été faite il y a environ un siècle et demi. Elle reconnaît pour auteur l'abbé Nollet, curé de Pimprez (Oise), lequel découvrit l'osmose qu'il étudia à l'aide d'une vessie de porc (1748). La fin du XVIII⁰ siècle et les débuts du XIX⁰ ne devaient mettre au jour aucune nouvelle tentative. Buffon écrivait, dit-on, avec des manchettes de dentelle, et, ajoute Gaston Bonnier, "la présence de ces manchettes signifie qu'il ne se servait pas de ses mains pour faire des expériences" (1). Lamarck, observateur hors pair, philosophe de haute valeur, n'expérimenta pas davantage.

En 1824, dans le but de créer des cellules, Dutrochet, fit passer un courant électrique dans l'ovalbumine et obtint par coagulation des globules n'ayant aucune des propriétés des cellules vivantes (2). Il revint d'ailleurs plus tard sur ses premières déclarations et n'inséra point ces curieux essais dans l'édition définitive de ses mémoires.

Gustave Rose (1837), en faisant agir les carbonates alcalins sur le chlorure de calcium, obtint un précipité floconneux, puis granuleux, montrant des formes étoilées et des disques à bords ondulés. Deux ans après, Link observa la formation de granules rondes se réunissant pour former des cristaux: la précipitation des solutions calciques ou plombiques par la potasse, la soude et l'acide carbonique, les solutions salines précipitées par le ferrocyanure de potassium produisaient de ces granulations discoïdes (3). En 1855, Runge décrivit le premier les précipités périodiques obtenus en faisant se recontrer des solutions réagissantes dans des papiers à filtrer; de l'examen de ses préparations, il crut devoir conclure qu'il y intervenait, outre la capillarité, une autre force que l'on pouvait considérer comme une représentation élémentaire de la "force vitale."

---

(1) *La Revue*, XVI⁰ Année, Vol. LVII, Nº 13 (1ᵉʳ Juillet 1905), p. 81.

(2) Raphaël Dubois, *Discours sur le problème de la création artificielle de l'être vivant*, Université Populaire du faubourg Saint-Antoine à Paris, 1907.

(3) Stéphane Leduc, *Théorie physico-chimique de la vie et générations spontanées*, Paris, Poinat, 1910, p. 139.

Le chimiste Charles Brame a été classé parmi les précurseurs de la biologie synthétique à cause de sa découverte du *soufre utriculaire* (1). En condensant de la vapeur de soufre sur une plaque de verre froide, il obtenait de petites cellules pourvues d'un contenu mou et d'une enveloppe solide, au travers de laquelle on pouvait faire passer certains corps, comme les vapeurs d'ïode, qui allaient se combiner à la masse interne de soufre mou. C'était un état remarquable de la matière présentant une ébauche d'organisation avec des phénomènes d'osmose.

L'histoire de la Plasmogénie ne commence véritablement qu'avec le dernier tiers du XIX<sup>e</sup> siècle. En 1865, Rud. Böttger prépare des végétations inorganiques en introduisant des cristaux de chlorures de fer et de cobalt, de sulfate de manganèse et d'azotate de cuivre dans des solutions aqueuses de silicate de sodium de densité 1.20.

En 1866 et 1867, Moritz Traube, marchand de vins à Breslau, étudie les propriétés des croissances osmotiques de ferrocyanures et de tannate de gélatine (2). Il est récompensé de son initiative par l'adhésion presqu'immédiate des botanistes. Pfeffer continue ses recherches, et dix-sept ans plus tard, dans son classique *Traité de Botanique,* Ph. Van Tieghem reconnaîtra sans réticences que ses cytodes artificiels ont jeté du jour sur les procès osmotiques de la cellule végétale. De son côté, Charles Letourneau, non seulement ne niera point la valeur des essais réalisés, mais encore s'étonnera, dans sa *Biologie,* que les expérimentateurs se soient arrêtés en si bon chemin.

En 1871, après un quart de siècle de labeur acharné, Harting fait paraître un mémoire considérable intitulé: *"Recherches de morphologie synthétique sur la production artificielle de quelques formations calcaires organiques."* En même temps, Rainey poursuit de précieuses études sur la cristallisation incomplète en milieu colloïdal. Puis, viennent les expériences de Vogelsang, Hansen, Bütschli, Reinke, Cohn, Hugo de Vries, Tamman, etc.

En 1882, Monnier et Carl Vogt établissent les principes suivants: "1.° Des éléments figurés naissent entre deux sels réagissants, l'un "en solution, l'autre solide; 2.° ces sels peuvent être organiques ou

(1) Raphaël Dubois, *Discours* déjà cité.

(2) V. *Gesammelte Abhandlungen,* von Morits Traube, Berlin, Mayer und Muller, 1899.

"minéraux; 3.° les formes dépendent de la concentration des ma-
"tières utilisées; 4.° les produits pseudo-organiques ont des formes
"constantes caractéristiques des corps générateurs; 5.° à part quel-
"ques exceptions, les formes pseudo-organiques sont engendrées par
"le concours de matières qui font partie des organismes réels; 6.° les
"membranes des pseudo-cellules sont dialysantes comme celles des
"cellules naturelles; 7.° les minéraux de la cellule jouent un grand
"rôle dans sa forme et ses fonctions" (1).

A partir de 1889, Alfonso L. Herrera, de México, exécute des essais synthétiques auxquels la Plasmogénie doit sa constitution en un corps de science nettement défini. Aussi peut-on dire sans exagération, que la rénovation de la biologie s'est dessinée, parce qu'un jour, un modeste professeur du *Continente Menor*—c'est ainsi que le géographe Anselmo S. Núñez apelle l'Amérique—a eu l'idée originale d'observer les figures de diffusion des matières colorantes dans une assiette de vernis qu'un peintre avait laissée chez lui (2). "La floraison de la Plasmogénie au Mexico," dit Herrera lui-même, "s'explique clairement par deux circonstances: d'abord, la merveil-
"leuse variété de climats et de productions naturelles de ce pays,
"sa faune et sa flore richissime, ses mines et ses montagnes, qui ont
"notablement favorisé les études de botanique, de zoologie et de
"minéralogie; puis, l'éloignement des centres scientifiques étran-
"gers, de la science officielle et des académies dont l'orthodoxie
"ne le cède qu'à la somnolence" (3). Les travaux de Herrera, vulgarisés par le chimiste et botaniste Georges Renaudet et par le Dr. Jules Félix, qui a fondé à Bruxelles, avec le concours de L. Guinet, (1912), un *Institut international de Plasmologie univer-selle,* ont vu le jour en une série considérable de mémoires en français, en espagnol et en anglais, auxquels nous nous reporterons fréquemment. Les registres de laboratoire du professeur de Mexico renferment plus de deux mille microphotographies, dont un certain nombre ont été publiées dans ses *Nociones de Biologia* et dans *l'Atlas de Plasmogénèse* de Jules Félix.

---

(1) D'après Leduc, *Théorie physico-chimique de la vie,* pp. 137 et 138.

(2) Albert et Alexandre Mary, *Les Etapes du Monisme,* in *Le Médecin* (15 mai 1911, p. 258).

(3) *Una ciencia nueva, La Plasmogenia,* México, Tip. F. Díaz de León, 1911, pp. 4 et 5.

En Europe, parmi la phalange plasmogéniste à l'aurore du XX<sup>e</sup> siècle, un nom domine tous les autres: Stéphane Leduc. Les investigations de ce physicien ont été, dit le professeur Roger, le point de départ "de plusieurs découvertes dont une seule suffirait à illustrer un savant" (1). Défenseur persévérant des conceptions monistes Leduc a principalement étudié au point de vue physique et biologique la diffusion, la précipitation simple et périodique et la croissance osmotique. Un de ses élèves, Octave Béliard, nous le présent comme un esprit laborieux, puissamment original, et se plaît à rappeler son histoire—ou sa légende. Leduc, assure-t-on, avait été ouvrier tourneur sur métaux; un sentiment romanesque avait, à l'origine, stimulé l'énergie de ce chercheur impassible. Artisan pendant la journée, il avait passé des nuits pour conquérir ses diplômes, et sa lampe ne s'était pas éteinte après la conquête (2).

En 1904, Moritz Benedikt a traité de la Plasmogénie dans son livre:*Krystallisation und Morphogenesis*, où il expose les recherches de Von Schroën tendant à démontrer que les cristaux, comme les êtres vivants, débutent par une cellule et s'accroissent par intussusception (3). Le même auteur a publié dans la *Revue Scientifique* (4) un mémoire sur *les origines des formes et de la vie*, aussi annexé à l'édition française des *Notions* de biologie de Herrera (5).

Il convient de mentionner enfin une pléiade de physiciens et de naturalistes dont les travaux ont fourni une part importante de nos matériaux de documentation: Raphaël Dubois, Martin Kuckuck, Vörlander, Otto Lehmann (6), Rhumbler (7), Gariel, Quincke Bredig, Legati, Razetti, Uhlenhuth, Lecha Marzo, Gad, Paalzow (8), Daniel Berthelot, Victor Delfino, etc. L'œuvre colossale de ces savants et de leurs devanciers comporterait une bibliographie très étendue que les références de bas de pages remplaceront avantageusement dans les chapitres qui suivent. Nous soulignerons seule-

---

(1) V. *La Presse Médicale*, N<sup>o</sup> du 8 décembre 1906.

(2) Cf. *Journal de Médecine de Paris*, N<sup>o</sup> du 6 janvier 1907.

(3) S. Leduc, *Théorie physico–chimique de la vie*, p. 142.

(4) 5<sup>e</sup> Série, Tome IV, N<sup>o</sup> 14, 30 septembre 1905.

(5) Traduction et notes de G. Renaudet, Berlin, 1906. W. Junke, pp. 254 et suiv.

(6) *Flüssige Kristalle und die Theorie des Lebens*, Leipzig, Ambrosius Brath.

(7) *Aus dem Lückengebiet Zwischen organ. und anorg. materie*, 1906.

(8) D'après *Le Temps*, N<sup>o</sup> du 9 décembre 1906.

ment deux noms: celui d'Antonio Lecha-Marzo, fondateur de la pseudo-histologie, et celui de Victor Delfino, l'éminent naturaliste argentin qui a vulgarisé la biologie synthétique dans son intéressant petit livre sur *El origen de la vida*.

Les résultats de nos propres recherches à dater de 1908, ont été consignés dans notre brochure *Etudes expérimentales sur le génération primitive* (1909), dans le *Tome IV* (1911), de notre ouvrage *Evolution et Transformisme*, et surtout dans une treintaine de mémoires et de notes techniques dont notre *Synthèse du bacille de Koch*, (Paris, Rousset, 1913) pose les bases de la synthèse bactériologique et ouvre des horizons illimités sur le terrain de la pathogénèse.

Ainsi, la Plasmogénie ne saurait plus être considérée comme un tissu de vagues conjectures appuyées sur quelques manipulations fantaisistes, et l'heure semble venue de grouper une première fois, dans un ordre méthodique, les principaux faits acquis et les théories fondamentales auxquelles leur interprétation a donné naissance. Ni les *Nociones* de Herrera, ni la *Théorie physico-chimique* et la *Biologie synthétique* de Leduc, n'embrassent un ensemble suffisant de phénomènes et d'observations. D'ailleurs, ce patrimoine positif s'enrichit et s'améliore chaque jour, et nos continuateurs seront peut-être bien surpris des hésitations et des tâtonnements de la première heure; sans doute seront-ils plus étonnés encore des difficultés rencontrées et des attaques essuyées par la Plasmogénie naissante. Quoi qu'il en soit, les auteurs du présent travail n'ont d'autre but que d'asseoir solidement les fondations d'un monument auquel bien des générations devront encore travailler pour lui donner son caractère architectural définitif.

"La science," a écrit William Thomson, "est obligée par l'éternelle loi de l'honneur, d'affronter sans aucune prévention tous les problèmes qui lui sont présentés honnêtement."

Plan.—Les *principes de Plasmogénie* seront divisés en deux parties.

La première sera consacrée à la *PLASMOGENIE PROPREMENT DITE*. Elle comprendra quatre livres, traitant respectivement de la *Physique biologique*, de la *Morphogénèse*, de la *Physiogénèse* et de la *Chimiogénèse*.

La seconde partie aura pour objet les *applications de la Plasmogénie aux sciences naturelles*. Elle sera scindée en trois livres, où l'on abordera successivement les questions touchant *l'origine des organismes, les fécondations artificielles, l'hygiène et la thérapeutique.*

# PREMIERE PARTIE
# PLASMOGENIE PROPREMENT DITE

---

## LIVRE 1er.
## PRODROMES DE PHYSIQUE BIOLOGIQUE

### CHAPITRE Ier.

#### Cristalloïdes et colloïdes

L'examen physique des êtres organisés révèle qu'ils sont composés d'une certaine proportion d'eau véhiculant divers corps. L'économie humaine renferme 80 à 90 p. c. d'eau (1). Une analyse de C. Macias prouve que le corps de la grenouille contient au moins 90 p. c d'éléments inorganiques, 9 à 10 p. c. de matières organiques. Par là même, l'eau et les sels minéraux doivent pour le moins contribuer à l'accomplissement des faits biologiques.

L'ACTION VITALE DES MINÉRAUX.—Dans ses *Nouvelles Lettres sur la Chimie* (1851), Liebig a pris l'initiative d'insister sur le rôle que jouent les composés inorganiques dans la nutrition des animaux. et vingt-deux ans après, Forster a institué des expériences, discutées il est vrai, dans le but de prouver la réalité de cette conception. Au fond, la question doit-être étendue à tous les êtres organisés pour lesquels elle apparaît comme sensiblement unitaire. On a trop systématisé la distinction des modes de nutrition holophytique et

---

(1) J. Félix, *Conférences sur la vie des minéraux*, p. 8.

holozoïque, exposée avec détail dans le livre du naturaliste anglais H. Charlton Bastian: *Nature and origin of living matter*, et dans les *leçons de biologie élémentaire* (trad. française, 1904, p. 30) de T. Jeffrey Parker.

Les investigations relatives à la nutrition des micro-organismes attestent que l'entretien de l'activité vitale est inséparable de l'apport de certains produits inorganiques. *Le liquide de Pasteur*, dans lequel on cultive *Saccharomyces cerevisiæ*, ne renferme que du sucre de canne, du tartrate d'ammoniaque, des phosphates de calcium et de potassium et du sulfate de magnésium (1). Raulin a fait prospérer *Sterigmatocystis nigra (Aspergillus niger)* dans une solution de sucre candi, nitrates, phosphates, carbonates et sulfates (2). Certains espèces mycoïdes se développent dans des solutions (antiseptiques!) de sulfate de cuivre, et des bactériacées foisonnêt au contact de sels ferreux (3). On peut cultiver Saccharomyces cerevisiæ dans une solution aqueuse de ferrocyanure de potassium avec traces de sulfate d'ammoniaque (4).

En outre, les physiologistes et en particulier l'auteur du *Cours de Minéralogie biologique*, nous ont montré qu'au fonctionnement de tel tissu ou de tel organe, sont indispensables des sels définis, différents suivant les rouages de l'économie, dont ils sont caractéristiques: c'est là ce que Gaube appelle des *dominantes minérales*. Armand Gautier a trouvé de l'arsenic dans nombre d'organes; l'iode est le métalloïde du corps thyroïde; le cuivre existe normalement dans le foie; le fer, dans tous les tissus: ces corps, parfois à des doses très faibles, président à la nutrition élémentaire (5). D'après Busquet et Pachon, le muscle cardiaque a besoin de sels de chaux solubles, et c'est pourquoi les solutions de phosphates, citrates, fluorures, oxalates alcalins, qui précipitent les sels calciques, arrêtent le cœur de la grenouille (6). Bunge, et plus récem-

---

(1) V. Parker, *Leçons de biologie élémentaire*, pp. 74. et suiv.

(2) *Etudes chimiques sur la végétation* in *Annales des Sc. naturelles*, 5ᵉ série, Tome II, 1870.

(3) *Biologisches Centralblatt*, avril-juin 1910.

(4) Albert et Alexandre Mary, *Etudes expérimentales sur la génération primitive*, Paris, Rousset, 1909, p. 29.

(5) A. Robin, *Les ferments métalliques et leur emploi en thérapeutique*, p. 44.

(6) E. Lambling, *Précis de biochimie*, Paris, Masson, 1911, p. 74.

ment R. Quinton, ont fait à des points de vue divergents, des enquêtes très étendues sur l'importance du chlorure de sodium dans le métabolisme holozoïque. La privation de calcium rend les os poreux et cassants, celle de fer produit l'annémie (1). Phtisie, phosphorisme, hémoglobinurie, albuminurie, ont une phase prodromique de déminéralisation (2). La fibrine du sang, privée de sels de calcium, n'est plus coagulable, et par conséquent cesse d'être susceptible d'organisation (3). "Le développement de nos connaissances touchant la physiologie et la pathologie de la vie cellulaire," concluent A. Hirschler et P. Ferray de leurs études biochimiques, "augmente l'importance des constituants minéraux en général, des phosphates et autres composés du phosphore en particulier" (4). La matière inorganique entre pour un dixième dans la croissance des poules (5).

La géophagie fournit de curieuses indications sur le rôle des ingesta minéraux. M. Aloy a étudié la composition de terres comestibles de la Nouvelle-Calédonie, du Sahel, du Dahomey et du Congo.

Aucun des échantillons analysés ne contenait de matière organique en quantité suffisante pour servir à l'alimentation de l'homme; par contre, quelques-uns sont riches en oxyde de fer et tous renferment beacoup de silice. Mis en présence du suc gastrique à 37° C., ils abandonnent divers principes inorganiques, du fer notamment (6).

Certains métaux et métalloïdes présents dans l'organisme attirent fortement l'azote, ce qui ouvre une échappée sur leur importance dans le métabolisme constructif: ce sont le titane, le tantale, le tungstène, le lithium, le magnésium, le bore et le silicium.

Les dérivés du silicium ont une valeur capitale. Si l'on injecte en quatre fois 3 cmc 5 de solution de silicate de potassium (eau distillée, 95 p. c.; solution officinale à 28 p. c. de silicate, 5 p. c.) à un cobaye ayant atteint son complet développement, on ne constate

---

(1) *Id.* p. 484.

(2) A. Robin. *C. R. Acad. des Sc. de Paris*, séance du 15 déc. 1902.— A. Robin et G. Bardet, *C. R. Soc. de thérapeutique de Paris*, séance du 10 février 1904.

(3) Jules Félix, *La Science expérimentale et l'avenir de l'humanité*, 1906, p. 12.

(4) *The importance of inorganic salts in the metabolism of man and animals.*

(5) W. P. Wheeler, *New-York state station*, Bull. 242.

(6) *C. R. de l'Assoc. française pour l'avancement des Sciences*, Congrès de Toulouse, 1910.

aucun trouble fonctionnel, et en quelques jours, une augmentation de poids se fait sentir (1).

La plus ou moins grande rareté des sels expliquerait aussi la nature de leur action sur les organismes. Toutes les investigations touchant la relation entre la toxicité des corps simples à l'état de sels et leur constitution chimique, ont été infructueuses. Charles Richet a déplacé le point de vue et assure qu'il faut chercher la base de cette étude dans l'adaptation biologique ancestrale des êtres à leurs conditions d'existence. Les sels des métaux homologues et analogues sont d'autant plus toxiques qu'ils sont moins répandus dans le sol, les eaux et les organismes. Ainsi les séléniates et arséniates de potassium sont beaucoup plus toxiques que les phosphates et sulfates du même métal; les azotates et les sulfates de cadmium et de strontium sont beaucoup plus toxiques que les nitrates et les sulfates de zinc et de calcium (2). Il n'est donc pas surprenant que le rarissime cyanure d'or arrête la multiplication des bacilles à la dose infinitésimale de un demi-millionnième (3).

En résumé, les organismes renferment une proportion considérable et indispensable de composés minéraux en solution. Ces composés s'y trouvent, soit à l'état cristalloïde, soit sous la forme colloïdale. De la sorte, la description minutieuse de ces états, des textures et des réactions qui les accompagnent, semble pouvoir éclairer d'un jour nouveau nombre de processus biologiques.

Définitions. (4).—On nomme *solution* un mélange homogène d'un liquide solvant et d'une ou plusieurs substances dissoutes, qui pouvaient se trouver préalablement à l'état solide, liquide ou gazeux. Parmi ces substances dissoutes, les unes sont susceptibles de cristalliser *(cristalloïdes)*, les autres non *(colloïdes)*. Les solutions cristalloïdes se divisent à leur tour en conductrices de l'électricité (sels, acides, bases) et non conductrices (sucre, urée, matières organiques).

La *concentration* d'une solution est le rapport entre une quantité

---

(1) Albert et Alexandre Mary, *La silice et le milieu interne des organismes*, in *La Terapeutica Moderna*, Tome XXI, n.º 12, 1910.

(2) *C. R. Soc. de Biologie de Paris*, 25 nov. 1910.

(3) Besson, *Bactériologie*, p. 550.

(4) D'après S. Leduc. *Théorie physico-chimique de la vie et génération spontanées*, pp. 25 à 27 et 57.

de substance dissoute et la quantité correspondante du solvant. Ce rapport s'exprime en poids ou en volume. Dans une solution libre, la concentration n'est pas la même à la surface que dans la masse: c'est ce qui constitue l'*adsorption,* différenciation superficielle génératrice de membranes physiques.

Van T'Hoff, utilisant les mesures faites par le botaniste Pfeffer, a constaté que, par la mobilité des molécules, la tendance à occuper tout l'espace libre et la pression exercée, la matière dissoute d'une solution se comporte comme un gaz parfait. Les mélanges réfrigérants, où des corps se dilatent en se dissolvant, peuvent être rapprochés des gaz dont la dilatation est également accompagnée d'une production de froid,—c'est-à-dire d'une absorption de chaleur.

Généralités sur les collgïdes.—En présence de l'eau, les colloïdes forment des soles ou pseudo-solutions dans lesquelles l'ultra-microscope permet de distinguer des particules de diamètre variable, de l'ordre du cent millième de millimètre. Tandis que l'on n'aperçoit latéralement, dans une solution vraie, aucune trace du passage d'un faisceau lumineux, cette trace s'illumine, au sein des soles, comme celle d'un rayon de soleil éclairant les poussières en suspension dans l'air: tel est le *phénomène de Tyndall.* Il y a d'ailleurs, à cet égard, une échelle de transitions entre les soles les plus hétérogènes et les solutions vraies, ainsi que l'ont observé A. Mayer, Schœffer et Terroine. Dans la série des sels alcalins des acides gras, par exemple, on voit le caractère colloïdal apparaître pour le sixième terme, le caproate de potassium, tandis que la solution du valérianate de potassium, qui est en $C^5$, est encore optiquement homogène (1). La filtration révèle aussi l'existence de particules d'un volume supérieur à celui des molécules simples des corps étudiés. A l'aide d'étoffe ou de papier imprégné de solutions plus ou moins concentrées de gélatine, Bechhold a constitué des filtres plus ou moins serrés laissant passer certains colloïdes, mais en retenant d'autres *(ultrafiltration).* Tel de ces filtres, rempli d'une solution colloïdale de bleu de Prusse additionnée d'une solution d'oxyhémoglobine *(mélange verdâtre),* retiendra en même temps les deux colloïdes et ne livrera passage qu'à de l'eau; tel autre retiendra le bleu de Prusse et laissera passer l'hémoglobine, c'est-à-dire un liquide rouge (2).

---

(1) E. Lambling, *Précis de biochimie,* p. 42.

(2) E. Lambling, *loc. cit.,* pp. 41 et 42.

Les particules en suspension dans les soles résultent d'une association de molécules plus ou moins nombreuses, ou, en d'autres termes, d'un fait de *polymérisation*. Ces groupes de molécules se comportent comme des individualités moléculaires, d'où il résulte que l'élévation du point d'ébullition et l'abaissement du point de congélation sont beaucoup plus faibles qu'ils ne devraient l'être d'après le poids de la substance introduite. Nœgeli a donné le nom de *micelles* à ces associations moléculaires (1). Dans certains cas, comme la précipitation chimique, les corpuscules colloïdaux sont particulièrement volumineux; Pfeffer les nomme alors *tagmas*, mais nous avons cru plus simple de continuer à qualifier de *micellaire* la texture des précipités salins.

Ajoutons que la polymérisation s'observe aussi chez les corps simples minéraux. La molécule d'iode, simple à 1.200°, est double à la température normale; le soufre, dont la densité de vapeur n'est que 2,2 à 860°, a une densité de 6,6 à 500° (2).

COAGULATION.—La coagulation des soles,—leur transformation en *gels*,—reconnaît des causes diverses:

*a*). Abaissement de la température. La gélatine et la chondrine, solubles dans l'eau par une ébullition prolongée, se prennent par le refroidissement en une gelée transparente.

*b*) Elévation de la température. Le sérum sanguin et l'ovalbumine en hydrosoles, commencent à se troubler vers 59° C et se coagulent à 73°, tantôt en une masse blanche, tantôt en flocons si la liqueur est moins concentrée. La globuline dissoute se trouble à 74° et se coagule au-dessus de 92°.

*c*). Addition de réactifs. L'albumine est précipitée de ses hydrosoles par l'alcool à 90° et les acides chlohydrique, sulfurique, azotique et métaphosphorique dilués (analyses d'urines). La globuline est précipitée par le gaz carbonique et par la neutralisation de l'alcalinité ou de l'acidité de ses soles. La chondrine est coagulée par les acides, et la gélatine, par l'alcool. Un acide quelconque précipite la caséine du lait: nul n'ignore que le lait "se caille" à raison de la coagulation de la caséine par l'acide lactique provenant de la fermentation de la lactose. Si l'on neutralise exactement par

---

(1) S. Leduc, *Théorie physico-chimique de la vie*, p. 52.
(2) *Id.*, p. 52.

le carbonate de sodium une pseudo-solution acide de syntonine, on obtient un hydrogel incolore qui forme, en se desséchant sur le filtre, des membranes élastiques. Il suffit de 1/10.000ᵉ d'un carbonate alcalin ou terreux pour coaguler en quelques minutes l'acide silicique (Graham).

*d).* Synthèse d'un composé nouveau. Le sous-acétate et l'acétate de plomb déterminent dans les soles d'albumine un épais précipité d'albuminate de plomb; la potasse, le sulfate de cuivre, le chlorure mercurique (sublimé corrosif), y forment également des albuminates insolubles. Un grand nombre de sels métalliques réagissent pareillement sur les soles de chondrine. L'acide tannique coagule la gélatine en se combinant avec elle, etc.....

Quelle que soit l'origine du *coagulum,* sa structure est le plus souvent vacuolaire. Dans les mailles du gel, se trouve emprisonné le solvant, qui est ensuite expulsé peu à peu par le retrait du caillot (Leduc) (1).

Suivant Hardy, Bütschli et Van Bemmelen, le diamètre des alvéoles mesure, pour les hydrogels d'acide silicique, 1,4 à 1,5 millième de millimètre; l'épaisseur de leur paroi est de 0,3 à 0,2 micron. Ces alvéoles sont susceptibles d'absorber l'eau, l'alcool, les acides sulfurique et acétique, etc., et ces liquides peuvent s'y déplacer (2).

Les colloïdes sont dits *instables* (silice, sulfure d'arsenic), lorsque de très faibles quantités de réactifs suffisent à les coaguler; *stables* dans le cas contraire (gomme, matières albuminoïdes) (3).

Précipités de double décomposition.—Lorsque deux solutions salines réagissantes sont mises en présence, il y a, conformément aux lois de Berthollet, double décomposition. Dans le cas où l'un des nouveaux sels produits est insoluble, il se forme un précipité, soit nébuleux, soit floconneux, soit caillebotté, dont les diverses qualités: couleur, capillarité, consistance, etc., varient avec la composition chimique. Bien que ce précipité s'isole du mélange des solutions par suite de son insolubilité, la cristallisation parfaite

----

(1) Albert et Alexandre Mary, *Sur la texture élémentaire des précipités,* in *La Terapéutica moderna,* T. XXIII, No. 8, Mars, 1912, pp. 58 et suiv.

(2) Van Bemmelen, *Die Einwirkung von höheren temperaturen auf das gewebe des hydrogels der Kieselsäure,* in *Archiv. Néerland. des Sciences naturelles,* 18 Novembre 1901.

(3) E. Lambling, *Précis de biochimie,* p. 42.

n'intervient pas. Une architecture moléculaire spéciale s'édifie grâce à une adjonction d'atomes d'oxygène, d'hydrogène, de colloïdes accidentels, et probablement d'éther, aux atomes propres du sel insoluble.

Nous avons, pendant plusieurs semaines, étudié sous des grossissements de 1.400 à 2.000 diamètres, différents précipités de double décomposition. Plusieurs des solutions dont nous nous sommes servis, ont été préparées avec un véritable luxe de précautions aseptiques (1). Les précipités examinés (silicates, carbonates, cinnamates, ferro et ferricyanures, etc....) sont apparus comme une juxtaposition de micelles sphéroïdes mesurant moins d'un micron.

LA SILICE COLLOÏDALE: MONOGRAPHIE ET ÉTUDE COMPARÉE.—Le véritable type des colloïdes et en particulier des colloïdes minéraux est l'acide silicique. Ce corps a été spécialment étudié par Th. Graham, et c'est d'après les recherches de cet auteur que nous allons donner les détails qui suivent (2).

La gelée d'acide silicique, au moment de sa préparation, peut contenir plus ou moins d'eau combinée et paraît être soluble en raison de son degré d'hydratation. Une gelée contenant 1% d'acide silicique donne avec l'eau froide une solution contenant environ une partie d'acide silicique pour cinq mille parties d'eau; une gelée contenant 5% d'acide silicique fournit une solution contenant à peu près une partie d'acide pour dix mille parties d'eau. Une gelée moins hydratée est encore moins soluble. Enfin, la gelée rendue anhydre se présente en masses blanches gommeuses insolubles, comme la poudre légère d'acide silicique obtenue en desséchant une gelée chargée de sels dans une analyse ordinaire d'un silicate.

La liquidité de l'acide silicique est favorisée par une basse température. D'abord fluide à 10 ou 12%, il se pectise spontanément en quelques heures à la température ordinaire, et immédiatement quand on le chauffe. Un liquide à 5% peut se conserver cinq ou six jours à 2% deux ou trois mois, à 1% à peu près indéfiniment, puisqu'il ne se pectise pas au bout de deux ans. Il est probable que les solutions étendues de 0.1% et au-dessous sont presque inaltérables par le temps, d'où la possibilité de l'existence de l'acide silicique soluble

---

(1) Albert et Alexandre Mary, *La terapéutica moderna*, T. XXIII, No. 8, 1912, p. 59.

(2) Communiqué par A. L. Herrera.

dans la nature. Faible ou concentrée, aucune hydrosole de silice n'a montré de tendance à déposer des cristaux, mais donne toujours par la dessiccation un hyalite colloïde vitreux. La formation, si fréquente dans la nature, des cristaux de quartz à une basse température, reste donc une énigme. On peut supposer que ces cristaux se déposent, avec une excessive lenteur, de solutions extrêmement étendues d'acide silicique. La dilution affaiblit sans contredit le caractère colloïdal des substances et peut, par conséquent, favoriser le développement de leur tendance à cristalliser, surtout dans le cas où le cristal une fois formé est, comme celui du quartz, complètement insoluble.

La pectisation de l'acide silicique liquide est favorisée par le contact avec des corps solides en poudre. En présence du graphite pulvérisé, qui n'exerce aucune action chimique, la pectisation de l'acide silicique à 5% s'effectue en une heure ou deux, et celle de l'acide à 2% en deux jours. La formation de la gelée à 5% est accompagnée d'une élévation de température de 1°,1 C.

La pectisation définitive de la silice est précédée d'un épaississement graduel du liquide. Le passage des hydrosoles à travers un tube capillaire est toujours lent, comparativement à celui des solutions vraies, de sorte qu'on peut employer un tube capillaire comme colloïdoscope. Avec un liquide colloïde de viscosité croissante, tel que l'acide silicique, on peut, de jour en jour, constater la difficulté de plus en plus grande qu'il éprouve à traverser le colloïdoscope. Au moment de se gélatiniser, il coule à la manière d'une huile.

Un caractère dominant des colloïdes, c'est la tendance de leurs particules à adhérer les unes aux autres, à s'agréger et à se contracter. Dans la gelée elle-même, cette contraction particulière ou *synœresis* se continue en amenant, comme nous l'avons dit au paragraphe *coagulation*, la séparation de l'eau et du colloïde en sérum et en caillot ; elle se termine par la production d'une masse dure, pierreuse, de structure vitrée, et qui peut être anhydre ou presque anhydre quand on permet à l'eau de s'évaporer. La *synœresis* intense de la colle de poisson desséchée dans une coupelle de verre suspendue dans le vide au-dessus d'un cristallisoir contenant de l'acide sulfurique, fait que la gélatine, en se contractant, arrache et emporte avec elle la surface du verre. Le verre lui-même est d'ailleurs un colloïde, et l'adhérence des colloïdes entre eux est plus puissante qu'entre colloïde et cristalloïde : la gélatine desséchée par le même prosédé sur des plaques de Spath d'Islande ou de mica, n'adhère pas à la surface cristalline et se détache par la dessiccation. L'adhérence entre eux de fragments d'acide phosphorique glacial est un vieil exemple de *synæresis* colloïdale.

De tels caractères colloïdaux s'étendent en sens opposé, d'un côté parmi les liquides, de l'autre parmi les solides. Ils se manifestent dans la viscosité des liquides et dans la mollesse et l'adhérence de certains corps cristallins. L'exemple du verre pâteux est topique. De même, le métaphosphate de soude, après sa fusion ignée, est un vrai colloïde; mais quand on le maintient pendant plusieurs minutes à quelques degrés au-dessous de son point de fusion, il prend une structure cristalline sans perdre sa transparence. Or, malgré ce changement, le sel a conservé divers caractères colloïdaux. La glace a déjà été citée comme exemple d'une semblable forme intermédiaire, à la fois colloïde et cristalline, et susceptible, comme colloïde, d'adhésion entre ses parties et de réunion ou *regel*.

Il est inutile de revenir sur la pectisation si facile de l'acide silicique liquide au moyen des sels alcalines et alcalino-terreux, y compris ceux d'une très faible solubilité (carbonate de chaux). La présence de ce sel dans l'eau est incompatible avec la coexistence de l'acide silicique soluble, jusqu'à ce que la proportion de ce dernier ait été réduite à près de 1/10.000°.

Certains liquides, à l'encontre des sels, n'exercent que peu ou point d'influence pectisante sur l'acide silicique liquide. Mais d'un autre côté, aucun d'eux ne paraît favoriser la préservation de la fluidité d'un colloïde à un plus haut degré que l'eau. Parmi ces substances, se trouvent les acides chlorhydrique, azotique, acétique et tartrique, le sirop de sucre, la glycérine et l'alcool. Mais tous ces liquides et beaucoup d'autres montrent une relation importante avec l'acide silicique, et qui n'a aucune analogie avec l'action pectisante des sels. Ils sont susceptibles de déplacer l'eau de combinaison de l'acide silicique hydraté,—que cet hydrate soit à l'état liquide ou à l'état gélatineux,—et de donner ainsi de nouveaux produits de substitution. On obtient ainsi un composé liquide d'alcool avec l'acide silicique aqueux, et en éliminant ensuite l'eau du mélange. A cet effet, on peut le placer dans une capsule au-dessus de carbonate de potassium sec ou de chaux vive sous la cloche d'une machine pneumatique, ou bien on peut suspendre dans un cristallisoir rempli d'alcool un sac dialyseur contenant le mélange d'alcool, d'eau et d'acide silicique:

l'eau diffuse en laissant dans le sac un liquide composé uniquement d'alcool et d'acide silicique. Il ne faut pas laisser la proportion d'acide silicique dépasser 1 pour 100 de la solution alcoolique, sans quoi la gélatinisation pourrait avoir lieu pendant l'expérience. Les hydrates liquide et gélatineux d'acide silicique étant distingués par les termes *hydrosole* et *hydrogel* d'acide silicique, les deux substances alcooliques correspondantes pourront être désignées comme *alcoosole* et *alcoogel* de l'acide silicique. L'alcoosole contenant 1 por 100 d'acide silicique, est un liquide incolore qui ne donne aucun précipité par l'addition d'eau ou de sels, ni par le contact avec les poudres insolubles, probablement à cause de la faible proportion d'acide silicique renfermée dans la pseudo-solution. La totalité de l'alcool est retenue avec moins de force dans l'alcoosol de l'acide silicique, que l'eau est retenue dans l'hydrosole; mais une petite proportion de l'alcool se trouve si fortement combinée qu'elle subit la carbonisation lorsqu'on distille rapidement à une haute température la gelée provenant de l'alcoosole. On ne trouve trace d'éther silicique dans aucun des composés de cette classe. La gelée brûle aisément à l'air en laissant tout l'acide silicique sous forme de cendre blanche.

On prépare facilement l'alcoogel, ou composé solide, en plaçant des masses d'acide silicique gélatineux, contenant 8 ou 10 pour cent de l'acide sec, dans l'alcool absolu et en changeant plusieurs fois celui-ci jusqu' à ce que l'eau de l'hydrogel soit complètement remplacée par l'alcool. L'alcoogel, légèrement opalin, offre la même apparence que l'hydrogel, dont il conserve à peu près le volume primitif. Voici la composition d'un alcoogel préparé avec soin en partant d'un hydrogel renfermant 9,35 pour cent d'acide silicique:

| | |
|---|---:|
| Alcool | 88,13 |
| Eau | 0,23 |
| Acide silicique | 11,64 |
| | 100,00 |

Au contact de l'eau, l'alcoogel se décompose peu à peu; l'alcool se sépare par diffusion et est remplacé par de l'eau, de sorte qu'il se reproduit un hydrogel.

De plus, l'alcoogel peut devenir le point de départ de la préparation d'un grand nombre d'autres gelées de substitution ayant une constitution homologue; la seule condition qui paraise indispensable, est que la nouveau liquide utilisé puisse se mélanger avec l'alcool, c'est-à-dire que ces deux corps soient diffusibles entre eux. On a ainsi préparé de combinaisons d'acide silicique avec l'éther, la benzine et le bisulfure de carbone. De même, en partant de *l'éthérogel*, on peut obtenir une nouvelle série de gelées siliciques à base de fluides solubles dans l'éther,—les huiles fixes par exemple.

La préparation du composé de glycérine avec l'acide silicique est facilitée par la fixité de cette substance. Quand on plonge de l'acide silicique hydraté dans la glycérine et qu'on soumet le tout à l'ébullition, il passe de l'eau à la distillation sans qu'il y ait aucun changement dans l'aspect de la gelée, si ce n'est que, de légèrement opalin qu'elle était, elle devient complétement incolore, et qu'elle cesse d'être visible tant qu'elle est couverte par le liquide. Mais une portion de l'acide silicique se dissout, et il se forme un *glycérosol*, en même temps qu'une gelée glycérique *(glycérogel)*. Le glycérogel, préparé au moyen d'un hydrate à 9,35 pour cent, donne à l'analyse:

| | |
|---|---|
| Glycérine | 87,44 |
| Eau | 3,78 |
| Acide silicique | 8,95 |
| | 100,17 |

Le glycérogel est un peu moins volumineux que l'hydrogel primitif. Quand on soumet une gelée glycérique à l'action de la chaleur, elle n'entre pas en fusion, mais la totalité de la glycérine distille et une légère décomposition a lieu vers la fin de l'expérience.

La combinaison avec l'acide sulfurique, le *sulfogel*, est également intéressante à cause de la facilité de sa formation, et de la complète disparition de l'eau contenue dans l'hydrogel initial. Il n'est pas nécessaire de subdiviser la masse d'acide silicique hydraté, pourvu qu'on la place d'abord dans de l'acide sulfurique étendu de deux ou trois fois son volume d'eau, pour la traiter progressivement par des acides plus forts, jusqu'à ce qu'enfin on la mette en contact avec l'acide concentré. Le sulfogel est plus dense que celui-ci, et on peut le distiller avec un excès d'acide pendant plusieurs heures, sans qu'il perde sa transparence et son caractère gélatineux. Il est toujours un peu moins volumineux que l'hydrogel correspondant, mais à l'œil il ne paraît pas perdre plus de ⅕ ou ⅓ du volume primitif. Lorsqu'on le chauffe fortement en vase ouvert, on observe que la dernière portion de l'acide sulfurique monohydraté en combinaison exige, pour être expulsée, une température plus élevée que le point d'ébullition de l'acide. Tout l'acide silicique reste alors a l'état d'une masse blanche, opaque, poreuse, semblable à la pierre ponce. Un sulfogel baigné dans l'eau distillée se décompose rapidement en reproduisant l'hydrogel primitif. Pareillement, un sulfogel placé dans l'alcool donne naissance, au bout de quelque temps, à un alcoogel pur. Des gelées homologues d'acide silicique se forment aisément avec les acides azotique, acétique, formique, et sont toutes parfaitement transparentes.

La production des combinaisons d'acide silicique qu'on vient de décrire indique chez les colloïdes un plus vaste champ d'affinités qu'on ne serait porté à le croire. Les colloïdes organiques sont probablement doués de pouvoirs de combinaison aussi étendus, ce qui présente un intérêt considérable au point de vue physiologique. La faculté que possède une masse de silice gélatineuse de s'approprier l'alcool et même l'oléine en place de l'eau de combinaison, sans désintégration et sans changement de forme, explique la pénétration identique des membranes organisées par les corps gras et autres substances insolubles, qui paraît avoir lieu pendant la digestion des aliments. Les composés fluides de l'acide silicique sont plus remarquables encore, et leur étude, plus féconde en idées nouvelles. Le composé alcoolique fluide rend plus probable l'existence d'une combinaison du colloïde albumine avec l'oléine, également soluble et capable de circuler dans le sang.

La faiblesse de l'affinité physique qui unit deux substances appartenant à des classes physiques différentes, un colloïde et un cristalloïde, n'est pas moins digne d'attention. Quand on place une semblable combinaison dans un liquide, la puissance plus grande de diffusion propre au cristalloïde peut le séparer du colloïde. L'acide silicique nous en a déjà fourni de multiples exemples. Même les combinaisons de l'acide silicique avec les alcalis cèdent à la force décomposante de la diffusion. La combinaison de silice avec 1 ou 2 pour cent de soude est une solution colloïdale qui, placée dans un dialyseur, dans le vide, subit une dissociation graduelle. La soude diffuse lentement et donne le précipité ordinaire d'oxyde brun d'argent avec l'azotate d'argent.

Si la pectisation de l'acide silicique liquide et de beaucoup d'autres colloïdes s'effectue par le contact de quantités minimes de sels, en revanche, l'acide gélatineux peut de nouveau se liquéfier par le mélange avec une assez faible quantité d'alcali. Ce changement est graduel : une partie de soude caustique, dissoute dans dix mille parties d'eau, liquéfie deux cents parties d'acide silicique (estimé comme sec) en soixante minutes à 100° C. L'acide stannique gélatineux se liquéfie aussi très aisément, même à la température ordinaire, sous l'influence d'une petite quantité d'alcali.

On peut, après avoir liquéfié le colloïde gélatineux, en séparer de nouveau l'alcali par diffusion dans l'eau sur le dialyseur. Dans ces circonstances, on peut envisager la dissolution de ces colloïdes comme analogue à celle des colloïdes organiques insolubles que l'on observe dans la digestion animale, avec cette différence que, dans le cas expérimental actuel, le dissolvant n'est pas acide, mais alcalin. L'acide silicique liquide représente la "peptone" de l'acide silicique gélatineux ; de même, la liquéfaction de celui-ci par une trace d'alcali est une véritable peptonisation de la gelée. Les gelées pures d'alumine et de péroxyde de fer préparées par dialyse, se rapprochent davantage encore de l'albumine, puisqu'elles se peptonisent en présence de quantités minimes d'acide chlorhydrique.

Pouvoir absorbant des colloïdes et combinaisons stœchiométriques.—La facilité avec laquelle la silice et les colloïdes en général s'associent avec les corps les plus divers susceptibles de se substituer les uns aux autres, conduit à l'étude des combinaisons dites d'*adsorption*, propres aux colloïdes. J. M. Van Bemmelen a signalé le premier ces combinaisons formées, grâce à l'état colloïdal de leur substratum, en dehors de toutes proportion stœchiométrique (1). C'est à lui qu'est également dû le terme de "combinaisons d'absorption," accepté peu après par Brédig, Pauli, Biltz, Zsigmondy, Zacharias, etc.....

Biltz a publié des recherches très importantes sur cette question sous les titres : *Ueber die gegenseitige Beeinflussung Kolloïdal gelöster Stoffe (Ber. Deutsch Chem. Ges.* 37,1095 (1904) ;—*Ueber die Einwirkung von $As^2O^3$ auf frieschem Hydrogel von $Fe^2O^3$ (Ibid.,* p. 3-138) ;—*Ein Versuch zur Deutung der agglutinierungs vorgänge (Gött. Nachr.* 1904, I).

---

(1) *Die Absorptionsverbindungen und das Absorptionsvermögen der Ackererde*, 1888. —Neuf articles sur l'absorption ont été publiés par le même chimiste dans le *Zeitschrift für Anorganische chemie*, 1896—1906, vol. XIII, XVIII, XX, XXIII, XXXVI.

La silice colloïdale coagulée absorbe les mêmes produits que le protoplasma mort : colorants d'aniline, vert de méthyle, rouge Congo, permanganate de potassium, iodure de potassium, iode, vapeurs d'iode. Les colorations sont fortes et persistent après vingt-quatre ou quarante-huit heures de macération dans l'eau. Si l'on ajoute au coagulum pénétré de ferricyanure de potassium, une solution de sulfate ferreux, on obtient une intense coloration bleu de Prusse. Il y a également, dans la silice, rétention des sulfates, précipitables par le chlorure de baryum, et des chlorures, précipitables par l'azotate d'argent. (Herrera).

En tête des corps dont l'absorption est courante et qui servent de véhicules à beaucoup de composés chimiques, il faut placer *l'eau*. Van Bemmelen, Bütschli et Hardy ont démontré que les gels, particulièrement les gels siliciques, forment un tissu de mailles ouvertes, ou, en d'autres termes, une structure alvéolaire, les alvéoles ayant 1,4 à 1,5 millième de millimètre, et les parois, 0,3 à 0,2 micron. L'absorption d'eau ou de vapeur d'eau sujette à condensation détermine la turgescence de ces alvéoles ; elle rappelle, selon Herrera, des faits semblables observés dans les tissus végétaux.

La gelée d'argile a la faculté d'absorber et de retenir énergiquement la chlorophylle et l'hémoglobine, ainsi que les traces de produits nitrés (1) et beaucoup de corps de toute nature. La nature basique ou acide et la valence des éléments, ou, si l'on préfère, leur volume atomique et leur architecture moléculaire, ont une relation spéciale avec l'absorption. Quelques bases ne peuvent plus être séparées de l'argile. A l'ébullition, une argile a absorbé 1,1716 pour cent de potasse ; à froid, 1,05 pour cent. Voici d'autres exemples tirés du kaolin (2).

---

(1) Herrera, *Note inédite*.

(2) D'après Cushman, *The effect of water on Rock powders*, Washington, 1905.

| | | Poids dans 50 c. c. de solution | Poids absorbé par dix grammes d'argile | Absorption pour cent. | Poids dans 50 c. c. de solution | Poids absorbé par dix grammes d'argile | Absorption pour cent. |
|---|---|---|---|---|---|---|---|
| Quantité | Solution normale au dixième (50 c. c.) | Groupes moléculaires basiques («ions» basiques des auteurs.) | | | Groupes moléculaires acides («ions» acides des auteurs.) | | |
| 10 grs. | $N\,H^4\,Cl$ | $0^{gr},0885$ | $0^{gr},0084$ | 0,0840 | $0^{gr},1773$ | Néant | 0,0000 |
| 10 grs. | $Ba\,Cl^2$ | $0^{gr},3425$ | $0^{gr},0315$ | 0,3150 | $0^{gr},1773$ | Néant | 0,0000 |
| 10 grs. | $Al^2(SO^4)^3$ | $0^{gr},1030$ | $0^{gr},0095$ | 0,0950 | $0^{gr},4803$ | Néant | 0,0000 |

POUVOIR ABSORBANT DE L'ARGILE BLANCHE DE CHINE

Ainsi qu'on peut s'en rendre compte, les groupes moléculaires basiques sont beaucoup mieux absorbés par les silicates colloïdaux que les groupes acides, d'où probablement, par analogie de constitution, la façon de se comporter des corps organisés dont l'endurance nulle (à l'état physiologique) vis à vis des composés acides, contraste avec un grand pouvoir d'absorption des composés basiques.

M. Zacharias regarde comme dues à l'absorption les combinaisons de matières colorantes avec les fibres textiles (1) et M. G. Galeotti classe dans la même catégorie les combinaisons métalliques des substances albuminoïdes (2).

CONSIDÉRATIONS GÉNÉRALES.—Des faits exposés dans les pages qui précèdent, il ressort que la constitution physique même des organismes,—cristalloïdo-colloïdale,—explique parfaitement leur double propriété de permanence et de variabilité. Le substratum colloïde minéral stable demeure effectivement en opposition, par sa pérennité fondamentale et par son pouvoir rétentif, avec les corps d'imprégnation sujets à hypo et hyper-rétention, à substitution, à dégradation chimique ou à combinaisons stœchiométriques nouvelles, qu'il s'agisse de colloïdes organiques labiles, de cristalloïdes épigé-

---

(1) *Zur Chemie der Textilfasern (Zeits. f. Farben. und Textil Chemie*, 2 Helft 12, 1903).

(2) *Hoppe–Seyler. Zeitschr. f. physiol. chem.* 492, 1904.

niques ou de liquides d'imbibition. Ainsi se trouve résolue, par le rapprochement des faits biologiques les plus généraux et des observations de laboratoire, la première et peut-être l'une des plus obscures énigmes de la science des organismes: *la coexistence de deux lois en lutte perpétuelle l'une avec l'autre, tant dans les processus individuels que dans les processus ataviques,—nous avons nommé la loi de constance et la loi de mutation.*

## CHAPITRE II

### La diffusion et l'osmose

La diffusion.—La diffusion est la force en vertu de laquelle les molécules d'un corps se répartissent dans la masse d'un autre corps. Les gaz ont un haut pouvoir de diffusion, mais cette faculté ne leur appartient pas exclusivement. Les solides eux-mêmes sont soumis aux lois de la diffusion, comme le démontrent les expériences d'auto-soudure de Spring. Roberts Austens fait mieux. Il pose un cylindre de plomb sur un disque d'or et porte le tout dans une étuve à 100° C (le plomb ne fond qu'à 330° et l'or à 1,200° C). Au bout de six semaines, on trouve de l'or dans tout le cylindre de plomb (1).

Appliqué aux solutions, la diffusion peut être définie le phénomène par lequel un corps tenu en dissolution ou en suspension dans une zône localisée d'un solvant, se répand dans toute la masse de celui-ci.

La chaleur, qui accélère les processus vitaux, rend aussi la diffusion plus énergique. Pour l'acide chlorhydrique, on a la gradation suivante: (2).

|  |  |
|---|---|
| A 15°,5 | 1 |
| A 27° | 1,3545 |
| A 38° | 1,7732 |
| A 49° | 2,1812 |

Intrinsèquement parlant, le pouvoir de diffusion est fonction de la pression osmotique; celle-ci, à son tour, est l'expression de la nature chimique et de la concentration du corps dissous. Herrera va plus loin: il veut réduire le problème à une question de densité.

(1) Albert Jacquemin, *La Matière vivante et la vie*, Schleicher, 1910, pp. 186 et 187.
(2) Dr. Ch. Letourneau, *La Biologie*, Reinwald et Cie. Paris, 1877, pp. 43 et 44.

Il est certain que, plus une solution est concentrée, plus elle tend à diffuser, et plus elle est dense en même temps. D'autre part, les colloïdes, de densité en général faible, ont aussi un pouvoir de diffusion presque nul.

On trouvera ci-dessous, à titre documentaire, les quantités de quelque corps diffusées en des temps égaux : (1)

| | |
|---|---|
| Chlorure de sodium | 58,68 |
| Sulfate de magnésium | 27,42 |
| Nitrate de sodium | 51,56 |
| Acide sulfurique | 69,32 |
| Sucre candi | 26,74 |
| Sucre d'orge. | 26,21 |
| Mélasse de sucre de canne | 32,55 |
| Sucre d'amidon | 26,94 |
| Gomme arabique | 13,24 |
| Albumine | 3.08 |

ONDES ET CHAMPS DE DIFFUSION.—La diffusion s'effectue par ondes concentriques de longueur variable, tantôt si fines qu'elles semblent un simple moiré sous les plus forts grossissements, tantôt espacées d' un micron et jusqu'à plusieurs millimètres (2). Les champs de diffusion peuvent être *monopolaires* ou *bipolaires*. Ils ont toutes les propriétés des champs magnétiques ou électriques, notament en ce qui concerne l'attraction des pôles contraires (hyper et hypotonique) et la répulsion des pôles de même nom (isotoniques). (3)

OSMOSE.—Quand la diffusion s'opère à travers une membrane, on dit qu'il y a *osmose*. Il peut y avoir échange de substances dissoutes,— *exosmose* et *endosmose,*—si la solution incluse dans la membrane est baignée dans une solution différente. Si l'on immerge au contraire dans un solvant pur une poche membraneuse renfermant un solvant chargé de plusieurs substances d'inégale diffusibilité, certaines d'entre ces substances traversent la paroi plus rapidement que les autres qui s'en trouvent isolées *(dialyse)*.

La diffusion dans les colloïdes, dans les plasmas et à travers les membranes, suit la loi d'Ohm en électricité : la vitesse ou intensité de diffusion est proportionnelle aux différences de pression osmotique,

(1) D'après Ch. Letourneau, *loc cit.*, p. 79.
(2) Leduc, *Théorie physico-chimique de la vie*, p. 91.
(3) *Id.* p. 75.

varie en raison inverse de la résistance, et, de plus, dépend de la nature de la substance diffusante (1).

PRÉCIPITÉS PÉRIODIQUES.—Les champs de diffusion deviennent très commodes à étudier si on les produit au moyen de corps capables de déterminer, dans le milieu où ils diffusent, une précipitation chimique. On voit alors que le spectre de diffusion est figuré par des anneaux alternativement transparents et opaques, dont on peut suivre toutes les déformations.

La périodicité est, dans la nature, un fait général: les mouvements astronomiques, le flux et le reflux, l'inspiration et l'expiration, la veille et le sommeil, le balancement du pendule, etc....., répondent à ce caractère chronométrique universel. Quincke attribue à Runge la première mention, en 1885, de la formation périodique des précipités chimiques, qui furent étudiés depuis par Liesegang, de Dusseldorf (2). En 1901, Leduc a présenté au Congrès de l'Association française pour l'avancement des Sciences une étude sur le précipité périodique obtenu en projetant des gouttes d'une solution de ferrocyanure de potassium dans de la gélatine contenant des traces de sulfate ferrique. Des recherches plus complètes ont été exposées par le même auteur au Congrès de 1907, à Reims. On obtient des précipités périodiques avec beaucoup de substances. A une solution de gélatine à 10 pour cent, ajoutons une goutte d'une solution saturée d'arséniate de sodium par 5 c. c. Etendons le mélange sur une feuille de verre bien propre, et laissons diffuser des gouttes de nitrate d'argent sur la gélatine coagulée mais non séchée. Ainsi se formera le précipité périodique d'arséniate d'argent. Les lignes des précipités périodiques ont une direction perpendiculaire aux lignes de diffusion; elles sont d'autant plus rapprochées que la chûte de concentration est plus rapide.

Les lignes équipotentielles de la diffusion sont la représentation la plus concrète de la propagation des ondes lumineuses et sonores. Elles se réfractent dans un milieu autre que celui où elles naissent, pourvu qu'elles y aient une vitesse différence. Si elles pénètrent, de la gélatine à 5 pour cent dans celle à dix, quinze ou vingt pour cent, où elles ont une vitesse moindre, la courbure de l'onde diminue

---

(1) Leduc, *Théorie*, p. 62.
(2) *Ueber die schichtungen bei diffusion.*

beaucoup,—ou *viceversa*. On doit aussi noter la transformation, par un dioptre convergent, des ondes de diffusion sphériques en ondes planes.

On peut suivre les ondes de diffusion à travers des prismes de gélatine et à leur sortie. En examinant dans l'intérieur ou à l'issue d'un prisme de gélatine des ondes de diffusion de différentes longueurs, on voit qu'elles se coupent, les plus courtes étant, comme pour la lumière, les plus réfractées.

Si l'on fait passer des ondes de diffusion à travers un orifice très étroit, comme pour les ondes lumineuses encore, l'orifice devient le centre d'ondes nouvelles et concentriques. Enfin, si l'on fait émettre des ondes de diffusion par des centres voisins en semant des gouttes en ligne droite, il existe en certains points, entre les ondes émanant de deux centres proches, des différences de marche qui les font interférer.

Nous sommes ici en présence d'un phénomène dans lequel l'émission et les ondulations existent simultanément, semblant vouloir réconcilier les deux théories adverses de la lumière. Les molécules émanées du centre de diffusion se répandent en lignes droites et radiales, comme l'émission de Newton, et produisent des ondes se diffractant et interférant, comme les ondes d'Huyghens (1).

Diffusion, forces centrales et organisation.—Il n'y a nul besoin d'insister sur la signification biologique des belles observations du Dr. S. Leduc. Le protoplasma, avons-nous dit, est un amas de colloïdes dans lequel diffusent des solutions de substances cristallisables (2). Un point particulièrement curieux est l'identité des champs magnétiques et électriques avec les champs de diffusion en milieu colloïde et avec les symétries organisées. Le professeur Stanoïevitch, de Belgrade, a montré que le mode de disposition des cellules vivantes obéit à une loi se traduisant par les mêmes manifestations que celles dues à l'action des forces centrales: il y a un "champ cellulaire" comme il y a un champ magnétique, électrique

---

(1) S. Leduc, *C. R. de l'Association française pour l'avancement des sciences*, 1907.

(2) V. également Lambling, *Précis de Biochimie*, p 44, et Greely, *Experiments on the physical structure of the protoplasm of Paramoecium and its relations to the reactions of the organism to thermal, chemical and electrical stimuli*, in *Biol. Bull.* VII, N: 1, 1—32.

ou de gravitation; lignes équipotentielles et lignes de force se retrouvent dans l'un et l'autre cas. En tronçonnant des tiges de végétaux sains, on constate, tantôt des lignes de force seules, comme dans les radis, tantôt des lignes équipotentielles seules, comme dans les troncs de sapins, tantôt les deux systèmes de lignes à la fois. Pour être tout à fait sûr que les lignes ainsi dessinées par les files de cellules dans les tiges de végétaux sont bien celles voulues par la théorie des forces centrales, le physicien serbe a cherché, non plus les cas simples, mais des cas essentiellement complexes. Il a pris la section d'un chêne au-dessus de la bifurcation du tronc en deux branches: il avait ainsi une région où se trouvaient en présence les deux "centres" représentés par les axes des deux branches bifurquées. Précisément, il a constaté la coexistence de deux systèmes de lignes équipotentielles coupées à angle droit par des lignes de force, et la figure observé est rigoureusement superposable au spectre de deux courants électriques parallèles et de même sens (1).

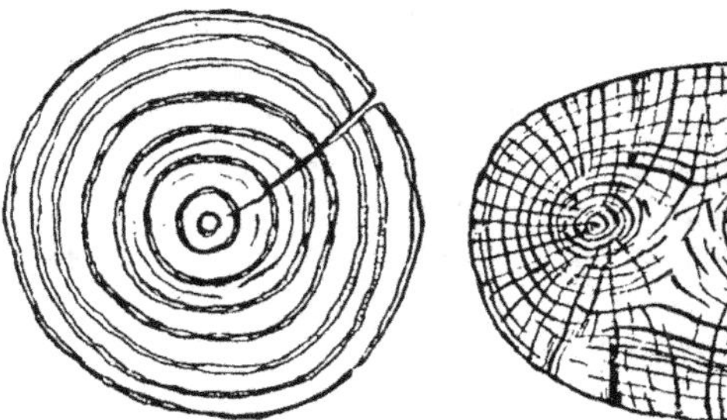 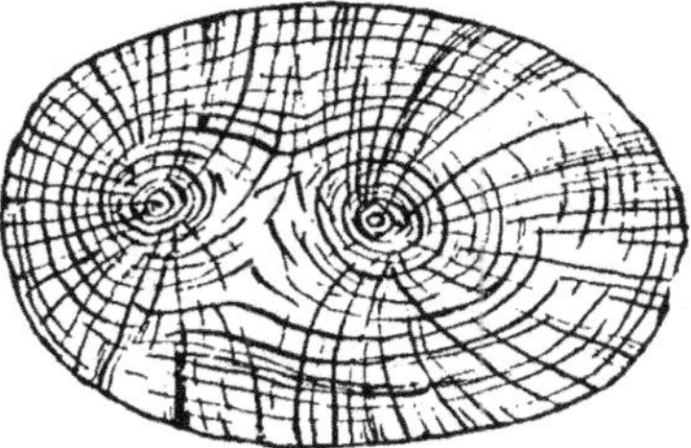

Fig. 1. — Lignes équipotentielles d'un tronc de pin (d'après Alphonse Berget, *Le Journal*, 19 Janvier 1912).

Fig. 2.—Lignes équipotentielles et lignes de force dans une section bipôlaire d'un chêne (d'après A. Berget).

Une autre preuve de l'action d'une force centrale dans l'organisation est que, par l'intervention d'une force centrale définie, comme

---

(1) Alphonse Berget, *Les forces centrales et la vie*, in *Le Journal* du 19 Janvier 1912.

l'électricité, on augmente l'intensité et la rapidité des phénomènes d'accroissement. La force centrale intruse semble alors s'ajouter à la force centrale organisatrice. Les meilleurs exemples sont fournis par le "forçage" électrique, que l'abbé Bertholon semble avoir expérimenté dès 1769. En 1885, le professeur Lemstroëm installe sur ses champs d'expérience un réseau de fils de fer qu'il met en communication avec une machine statique. Il constate un accroissement de production allant de 26 pour cent pour l'orge jusqu'à 92 pour cent pour les carottes. Ses essais sont repris par Lodge et Newman, puis, en Allemagne, à l'Ecole d'Agriculture de Charlottenbourg. Enfin, en 1911, M. Basty présente les résultats, tous majoratifs, de vingt-huit expériences, dans lesquelles on voit, entre autres choses significatives, la récolte des pommes de terre passer de 3.750 kilogrammes en parcelles non traitées à 10.650 kilogrammes pour celles qui ont été électrisées (1).

La question n'est pas, en effet, d'ordre purement morphologique. Il est même probable que l'action de la force centrale organisatrice préside à de nombreuses synthèses de composés organiques. L'emanation radioactive, qui se présente comme un véritable phénomène de diffusion ayant le corps radiant pour centre hypertonique, synthétise le sucre en partant de l'anhydride carbonique, de l'hydrogène naissant et de la potasse, si l'on s'en rapporte aux expériences toutes récentes de Stoklasa, Seber et Zdebnicky.

Ainsi envisagés comme soumis à l'action d'une force centrale, les phénomènes de diffusion en milieu colloïde acquièrent une physionomie physique excessivement importante. Les forces centrales résultant de l'action dynamique de l'éther, comme le prouvent les phénomènes d'induction découverts par Faraday, il est probable que les procès de diffusion et d'organisation ont le même substratum, et l'on se trouve de la sorte très près de l'hypothèse de Clémence Royer, rénovée et vulgarisée par Aristide Pratelle, et d'après laquelle les particules organisées auraient pour noyaux des atomes très volumineux dits *suréthérés* ou *vitalifères*. Ces particules étant essentiellement colloïdales donnent, par leur activité rythmique, une intensité et une orientation particulières aux phénomènes de diffusion qui s'y accomplissent. Déjà, en 1862, Graham avait été

---

(1) Jean Lejeaux, *L'Agriculture électrique*, in *Le Journal* du 19 Janvier 1912.

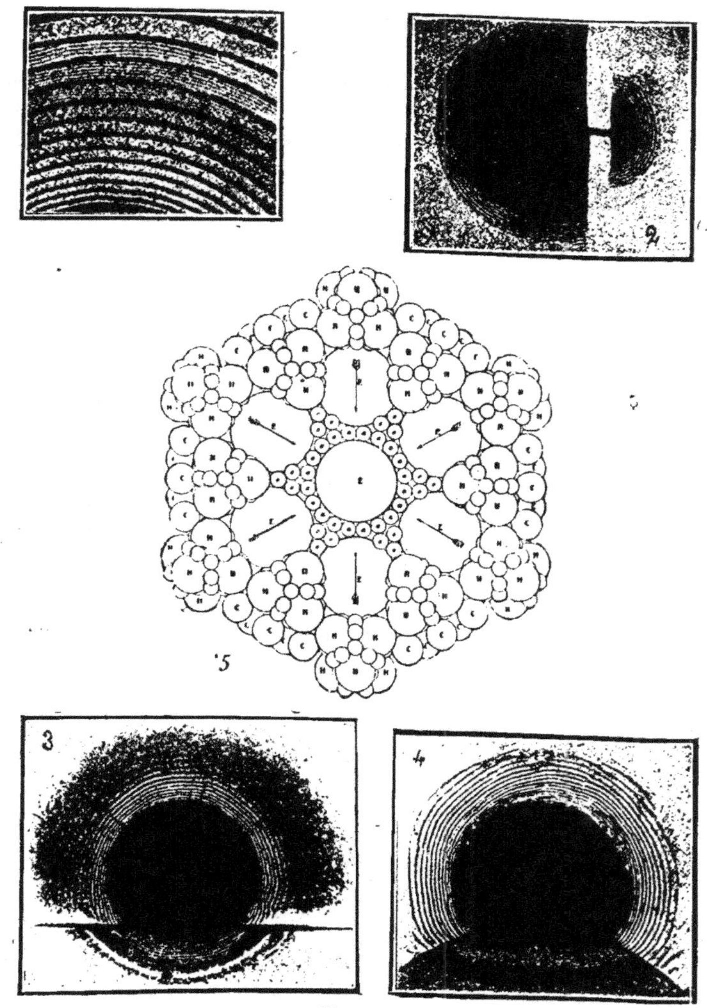

Figure 3

1 Lignes de précipité produites par diffraction (d'après Leduc).—2 Émission des ondes
de diffusion par un orifice étroit (d'après Leduc).—3 Réfraction éprouvée par les
ondes de diffusion (d'après Leduc).—4 Transformation par une lentille conver-
gente des ondes de diffusion sphériques en ondes planes (d'après Leduc).—
5 Schéma de la molécule organique colloïde. E, atomes d'éther; C, atomes de carbone; H, atomes d'hydrogène. Les flèches indiquent le sens des pressions centri-
pètes. On pourrait supposer une architecture parallèle avec des atomes pesants différents pour chaque autre espèce de molécule colloïdale (D'après Clémence
Royer et A. Pratelle).

amené à considérer l'état colloïdal "comme la première source de
la force qui se montre dans les phénomènes de vitalité." Or, l'état
colloïdal n'est pas un simple accident physique; il est provoqué
notamment par le courant électrique, comme dans le cas des métaux
colloïdaux, et justement, le courant électrique ne serait, pour Clémence Royer, qu'une translation d'atomes éthérés.

## CHAPITRE III

### Glomérulation et cristallisation

COHÉSION.—Si l'on regarde, avec Clémence Royer et l'école néo-
dynamiste, les atomes comme des éléments doués d'une élasticité
et d'une plasticité parfaites, mais d'inégale masse suivant les corps
étudiés, et qu'on les imagine, ainsi que l'exigent la Physique générale
et la Cosmologie, doués d'une énergie expansive intrinsèque limitée
seulement dans son champ d'action par l'énergie des atomes voisins,
on arrive à comprendre que l'Univers entier soit le théâtre de phénomènes en apparence opposés, mais en réalité connexes, d'attraction
et de répulsion, de cohésion et de diffusion. Ces deux manifestations
tiennent, l'une et l'autre, à des faits élémentaires de tendance à
l'expansion. "Si tous les atomes dont l'Univers est constitué, dit
"Aristide Pratelle, étaient exactement égaux en volume, et par
"suite, en force expansive rayonnante, aucune différence ne serait
"possible; toutes les forces atomiques s'équilibreraient par couples
"opposés. Le monde phénoménal n'existerait pas...... Mais nous
"constatons que l'Univers visible est sans cesse le théâtre de dépla-
"cements de matière et de phénomènes vibratoires qui indiquent
"clairement que les forces atomiques en lutte ne sont pas égales.
"Poussés les uns vers les autres, les atomes les moins énergiques
"*semblent attirés* les uns vers les autres." (1).

Ce processus qui, mieux que n'importe laquelle des théories physiques admises, résout le formidable problème de la gravitation
trouve son application directe dans l'étude de la cohésion, de la
glomérulation, du retrait et de la cristallisation. Ces phénomènes,

_______

(1) *L'atome fluide moteur du monde*, 1912, p. 20.

dont l'importance minéralogique n'échappe à personne, n'ont pas une moindre portée en matière biologique. Il importe donc de les décrire minutieusement.

SEGMENTATION.—La segmentation se manifeste au sein des liquides par le groupement des particules hétérogènes qu'ils renferment, en amas distincts plus ou moins nettement isolés les uns des autres. Elle donne des structures présentant les plus grandes analogies avec celles des tissus vivants. L'un des exemples les plus curieux est celui de la segmentation d'une cellule artificielle formée par une goutte d'une solution d'azotate de calcium dans une solution d'azotate de sodium renfermant des traces de carbonate de sodium. Le contenu cellulaire se segmente avec une admirable perfection ; les cellules résultant de la segmentation offrent des sillons comme en montrent les cellules vivantes. Les variantes décrites en physiologie, la segmentation marginale entre autres, se retrouvent dans la segmentation des cellules artificielles (1).

Des faits identiques ont été relatés en ce qui touche les métaux en voie de solidification (2). Si l'on observe, en s'aidant du microscope et avec des grossissements de 300 ou 400 diamètres, la surface d'un métal coulé, on note que celle-ci montre une structure cellulaire due à la segmentation. M. Cartaud a pu observer ces aspects sur les métaux coulés en lames minces et brusquement solidifiés sur des plaques de verre inclinées ; ils apparaissent très nets avec le plomb. M. M. Werth et Osmond les avaient remarqués antérieurement avec l'acier (3). Grâce à certains artifices, M. Cartaud a révélé la même structure dans le verre, le caoutchouc, le collodion, et M. Dauzère, dans la cire, la colophane, la paraffine, etc..... (4).

Les bains de développement utilisés en photographie sont le siège de remarquables faits de segmentation.

GLOMÉRULATION.—Les précipités chimiques sont sujets à une segmentation au cours de laquelle les micelles s'assemblent en grumeaux microscopiques ou *glomérules*. Dans l'intérieur des grosses cellules osmotiques, il arrive que les condensations autour de centres

---

(1) Stéphane Leduc, *La biologie synthétique*, Paris Poinat édit., 1912, pp. 53, 133 et suiv.

(2) *Revue de métallurgie*, N° de Septembre 1907.

(3) *Annales des Mines*, 1885.

(4) *Association française pour l'avancement des Sciences*, 1909.

forment de véritables globules mobiles qui sont entraînés dans les courants liquides; l'aspect de la circulation au sein d'une cellule artificielle ressemble alors à celui d'une membrane de grenouille dans laquelle on observe la circulation. C'est également l'entraînement des globules formés par la cohésion qui permet d'observer la circulation dans les tiges osmotiques (1).

FORMATION DES CRISTAUX.—Lorsque la substance soumise à l'action centripète de la cohésion est cristallisable, et dans des conditions définies, il n'y a plus genèse de compartiments ou de grumeaux, mais il se développe des formes géométrales constantes, toutes conditions égales, pour un même corps. Le premier stade de la formation des cristaux étant l'apparition de corpuscules sphériques ultra-microscopiques identiques aux micelles et que Schroën appelle *pétroblastes* et Cartaud, *cristalloblastes* (2), nous allons étudier d'abord les cristaux imparfaits chez lesquels cette forme et ses dérivés directs semblent fixés définitivement.

GÉNÉRALITÉS SUR LES CRISTAUX IMPARFAITS.—Les cristaux imparfaits sont des corpuscules ovoïdes ou sphériques, habituellement microscopiques, qui naissent par l'évaporation de soles tenant en dissolution des corps cristallisables. Rainey et Harting ont jeté quelque lumière sur ces phénomènes. A son tour, Alfonso L. Herrera a entrepris d'étudier les cristaux imparfaits en se plaçant surtout au point de vue de leurs analogies avec les éléments figurés et les organismes unicellulaires.

Beaucoup de liquides cristallogènes naturels renferment en même temps l'élément colloïde: c'est le cas, très fréquent d'ailleurs, des eaux contenant de la silice et du carbonate de calcium. Mais la propriété de former des globoïdes en milieu colloïde n'est pas un privilège du carbonate de calcium. On peut produire les mêmes figures avec le phosphate de calcium, les sulfates et fluorures terreux, le carbonate de cuivre, les carbonates, formiates et chlorures alcalins, le sulfate d'ammoniaque, les sels de baryum, etc.... Comme agent antagoniste, la silice colloïdale, l'ovalbumine, la gomme, l'acide oléique, la gélatine, peuvent indifféremment être employés.

---

(1) Leduc, *La biologie synthétique*, pp. 53 et 54.

(2) Voir Osmond, *Les recherches de Cartaud sur le passage de l'état liquide à l'état solide*, in *Revue de métallurgie*, Septembre 1907.—Benedickt, *Biomécanisme*, trad. française de Tissot.

Nous avons décrit et figuré des cristaux imparfaits dans les *Mémoires de la Société Scientifique "Antonio Alzate"* (1910) et dans le *Boletín de Ciencias médicas* (T. I, N.º 5) (1).

Dans les organismes, la cristallisation imparfaite s'applique particulièrement à la minéralisation du tissu osseux des Vertébrés supérieurs. Les corpuscules de carbonate calcaire dans la gomme, préparés par Rainey, augmentent progressivement de diamètre pour prendre fréquemment l'aspect de framboises. Les particules de ces sphères composées subissent un ré-arrangement subséquent suivant un plan défini, et c'est sur ce plan à la fois concentrique et radiaire que se produisent les accroissements ultérieurs. Or la structure des concrétions graduellement produites de cette manière, spécialement quand on les examine à la lumière polarisée, correspond très exactement à celles des calculs de l'urine de cheval, auxquels on supposait, pour un temps, une matrice de structure cellulaire. Les *otolithes* des sacs auditifs des poissons ont la même texture. Des sphéroïdes similaires se trouvent dans les téguments externes de la crevette et d'autres crustacés à test imparfaitement calcifié, dans certaines couches imparfaites des coquilles de mollusques, et dans la couche externe de l'enveloppe des "œufs mous," ou œufs sans coquille,—le dépôt calcaire ayant été insuffisant pour la solidifier. Dans la couche externe d'une coquille d'œuf normale, d'autre part, les concrétions se sont étendues d'elles-mêmes par l'adjonction progressive de particules calcaires, jusqu'à former une paroi minérale continue consistant en une série de plaques polygonales ressemblant aux dalles d'un carrelage (2).

Les belles expériences de A. L. Herrera ont montré que les cristaux imparfaits se comportent vis-à-vis des réactifs colorantes à la façon des cellules organisées, sans doute à la faveur du colloïde antagoniste. Ils absorbent et retiennent énergiquement la rosaniline, la safranine, le picro-carmin, la chlorophylle phéniquée, le violet phéniqué, le vert brillant, la liqueur de Ziehl (3). On arrive ainsi à mettre en évidence une grande complexité texturale, soulignée le

(1) Albert et Alexandre Mary, *Recherches sur les cristaux imparfaits formés en milieu colloïdal*, in *P. V. de la Société belge de Géologie*, séance du 10 Mars 1912.

(2) Carpenter, *The microscope*, p. 846.

(3) Herrera, *Boletín del Comité Nacional Mexicano de la Alianza Científica Universal*, 1911, N.º 10, pp. 307, et suiv.; — *Bulletin de la Société d'études de l'Oise*, 1911.

plus souvent par la présence d'un gros noyau central fortement
coloré. En somme, les structures concentriques dominent, ce qui
indique, non un procès de concrétionnement proprement dit, mais
une cristallisation périodique rappelant celle observée par M. L.
C. Maillard sur le chlorhydrate de glycinate d'éthyle (1). De plus,
les différentes zônes offrent des caractères capillaires divergents,
attestés par des colorations électives doubles et triples, spéciales,
croyait-on, aux organismes, et dont l'existence chez les globoïdes
inorganiques réduit à néant la théorie chimique des colorations
histologiques (2).

Principe de pierre curie.—Nous avons cherché la cause mécanique de la formation des cristaux imparfaits en milieu colloïdal, et
nous avons trouvé un rapport remarquable avec les lois cristallo-
géniques découvertes par Pierre Curie.

Ce physicien, partant des études de Gauss sur les forces capillaires,
en a appliqué les résultats à la détermination mathématique de la
forme stable que doit prendre un cristal dans des conditions définies.

"Gauss, dit-il, considère les travaux virtuels dus aux forces ca-
" pillaires comme étant donnés par la dérivée d'une certaine fonction,
" et il montre qu'une partie des termes de cette fonction ne dépend
" que du volume du liquide, tandis que l'autre partie est propor-
" tionnelle à la surface....

"Etant donné un corps déformable (sans variation de nature
" ni de volume), en ne considérant pas les forces extérieures autres
" que les forces capillaires, l'énergie interne est la même pour tous
" les éléments de même volume suffisamment éloignés de la surface;
" au contraire, à la surface, il y a une couche de transition extrê-
" mement mince, et les éléments de volume de cette couche ont
" une énergie moyenne différant sensiblement de celle des éléments
" intérieurs, d'où, dans l'énergie totale, une partie est proportion-
" nelle au volume, l'autre à la couche de transition, c'est-à-dire à la
" surface.

"Lorsque le corps se déforme, l'énergie en volume est constante,
" et l'énergie totale varie proportionnellement à la variation de

---

(1) *C. R. Société de Biologie de Paris*, 19 Mai 1906.

(2) Albert et Alexandre Mary, *La vie artificielle*, in *Le Soir* (26 Juin 1911);—*La
synthèse de la vie*, in *Les Annales du Progrès* (15 Mars. 1912);—*C. R. Société belge de
Géologie*, 19 Mars. 1912.

" surface. La constante capillaire A caractéristique de la surface
" de séparation de deux milieux, est l'énergie qu'il faut dépenser
" pour augmenter d'une unité cette surface de séparation. Si le
" corps est soustrait à toutes les forces autres que les forces ca-
" pillaires, le système tendant à avoir une énergie minimum, la
" surface de séparation tend à être la plus petite possible et le
" corps prend la *forme sphérique.*

" Si plusieurs surfaces de séparation $S$, $S_1$, $S_2$, de constante ca-
" pillaire $A$, $A_1$, $A_2$, limitent le corps, la forme stable sera celle qui
" donnera un minimum pour la quantité: $AS + A_1 S_1 + A_2 S_2$."

Tel est le cas du cristal. Et Curie ajoute: *"A chaque espèce de*
" *face doit correspondre une constante capillaire distincte, car, s'il*
" *n'en était pas ainsi, le cristal, dans son eau-mère, tendrait à*
" *prendre la forme sphérique"* (1).

Or, les sphérocristaux (cristaux imparfaits) ne sont pas formés
d'un corps cristalloïde pur. Il y entre une proportion variable de
substance colloïde indentique à celle de l'ambiance à laquelle elle
est empruntée. Ainsi, le cristal pénétré d'impuretés colloïdales abondantes peut être envisagé comme constitué par la coexistence, dans
les mêmes limites, de deux milieux,—l'un cristalloïde, l'autre colloïde. La constante capillaire d'une face déterminée d'un cristal en
formation n'a donc pas, *en milieu colloïdal,* une valeur égale à celle
qu'elle aurait si le cristal se développait dans une eau-mère exclusivement cristalloïde. La nouvelle valeur $A'$ qu'elle prend alors est
intermédiaire entre sa valeur normale $A$ et une valeur théorique $B$
calculée au même point spatial, mais en supposant l'emplacement
du cristal uniquement occupé par une substance colloïdale identique
à celle du milieu encaissant et séparée de ce milieu encaissant par
une membrane physique virtuelle. Cette valeur $B$ est plus élevée
que $A$; en effet, la tendance au minimum d'énergie capillaire entre
deux milieux de même nature (également déformables) et donnés
comme impénétrables l'un par l'autre, doit amener la sphéricité
de la surface de séparation (2), et l'on ne peut prêter au milieu

---

(1) P. Curie, *Sur la formation des cristaux et sur les constantes capillaires de leurs
différentes faces,* in *Bulletin de la Soc. Minéralogique de France,* Tome VIII, 1885, pp.
145 et suiv.

(2) La forme sphérique est prise inévitablement par les corps fluides en milieu liquide et soustraits, par l'égalité de leur densité et de celle du milieu encaissant, à l'action

enveloppé une morphologie comportant une plus grande surface de séparation (morphologie polyédrique), sans regarder comme fortement accrue l'énergie à dépenser éventuellement pour augmenter encore cette surface plus grande, qui, par elle-même, ne pourrait que tendre à diminuer.

La valeur A′ est une moyenne de A et de B que l'on peut supposer être une moyenne arithmétique ordinaire pour simplifier le raisonnement. ( B influe d'autant plus sur A, que la subtance colloïdale est plus abondante dans le sphéro-cristal, *et riceversa* l'expression de A′ peut ainsi prendre, pour les mêmes valeurs intrinsèques de A et de B, un grand nombre de formes pratiques : mais le résultat, numériquement différent, est toujours du même ordre que celui obtenu avec la forme la plus simple).

En considérant simultanément plusieurs faces F, F₁,. ?.., ayant respectivement, en milieu cristalloïde, A, A₁,....., pour constante capillaire, on aura, en milieu colloïde :

$$A' = \frac{A + B}{2},$$
$$A'_1 = \frac{A_1 + B}{2}, \text{ etc......}$$

Mais les moyennes arithmétiques formées à l'aide d'un nombre constant (B) et de plusieurs nombres inégaux (A, A₁,....) sont entre elles dans un rapport plus approché de l'unité que celui des nombres inégaux pris en eux-mêmes. En outre, le nouveau rapport tend davantage à l'unité à mesure que croît le terme identique (B).

C'est dire que A′, A₁,......, peuvent devenir de la sorte *très peu dissemblables,* et que, conformément au principe de Curie, le cristal prend en conséquence une forme plus ou moins parfaitement sphérique (1).

---

de la pesanteur (huile dans un mélange d'eau et d'alcool). Ceci nous reporte à la question de la tension superficielle, mais l'étude de cette dernière devrait, en Physique, être inséparable de celle de la «couche de transition» plus haut définie, laquelle ne se comporte à la façon d'une membrane élastique qu'à raison des conditions spéciales de dynamisme capillaire où elle se trouve. ( *Note des auteurs* ).

(1) Albert et Alexandre Mary, *C. R. Soc. belge de Géologie;*—et *Sur la formation des corpuscules de Harting,* in *Mémoires de la Soc. Antonio Alzate,* T. XXXII, 8 Janvier 1912.

Il peut advenir par la suite que l'expulsion partielle du gel modifie progressivement ces conditions premières, et que le cristal réalise plus ou moins complètement sa forme polyédrique normale.

CRISTAUX DÉFORMÉS.—Il ne faut pas confondre avec les cristaux imparfaits, qui ne sont que des cristaux embryonnaires, les *cristaux liquides* dont nous parlerons dans une autre partie de ce travail, et encore moins les cristaux *déformés* par l'intrusion de substances étrangères quelconques.

Selon Paul Gaubert, les deux causes prncipales qui font varier le faciès d'un cristal sont la vitesse de cristallisation et l'absorption de matières étrangères dissoutes dans l'eau-mère. Les cristaux de gypse, qui, dans une eau-mère pure, sont toujours allongés suivant l'axe vertical et limités par les faces g I (O I O), m (I I O) et a I (I O I), apparaissent, comme dans le cas des cristaux naturels, allongés suivant l'axe b si l'on ajoute à l'eau-mère du bleu de méthylène. De même, tandis que dans l'eau-mère pure, le nitrate de plomb cristallise en octaèdres parfaits, l'addition de bleu de méthylène le fait cristalliser en cubes, avec des stries analogues à celles de la pyrite triglyphe (1). Gaubert a également observé que les cristaux d'acide phtalique peuvent absorber pendant leur acroissement une certaine quantité de matières étrangères, qui influe sur leurs formes et leur grosseurs. Les différentes faces n'ont pas la même faculté de se laisser pénétrer par ces substances; aussi, les cristaux montrent-ils la structure dite *"en sablier"* (2).

Les formes les plus curieuses de cristaux déformés sont celles affectées par les cristaux dont l'eau-mère contient des traces de colloïdes. Jeannetaz a décrit des exemples de cette nature (3) et J. H. Bowman a constaté des modifications dans les lignes de forces et dans l'apport de matière (4). Slack a représenté des cristaux incurvés et spiralés dus à cette influence et obtenus avec des sels métalliques, de la salicine, de la santonine, etc...., dans l'eau contenant 3 ou 4% de silice colloïdale (5).

---

(1) *C. R. Académie des Sciences de Paris*, 28 Décembre 1908.

(2) P. Gaubert, *De l'influence des matières colorantes d'une eau-mère sur la forme des cristaux qui s'en déposent*, in *C. R. Acad. des Sc. de Paris*, 22 Janvier 1906.

(3) V. Herrera, *Mémoires de la Soc. Antonio Alzate*, T. XXIX.

(4) Bowman, *Société anglaise des Industries chimiques, Section Canadienne*, 19 Octobre 1905.

(5) Carpenter, *The Microscope*, p. 843.

Certains cristaux subissent des métamorphoses. Le chlorhydrate de conicine, étudié par Dragendorff, a souvent l'apparence de la mousse. Ces cristaux bryoïdes, exposés à l'air pendant quelque temps, se modifient; les prismes disparaissent; on voit se produire en certains points des formes rappelant celles des sporanges; enfin, de nouveaux cristaux jaunes apparaissent peu à peu (1). Une évolution du même genre a lieu chez certaines cristallisations calciques des cavernes. Dans les souterrains de Saint-Martin-le-Nœud (France) que nous avons monographiés à diverses reprises et dont l'exploration a été pour nous le point de départ d'études hydrologiques régionales importantes, les bassins alimentés par les eaux d'infiltration déposent sur leurs berges des arborisations calcaires formées de microscopiques "dents de cochon." Souvent, prismes et pyramides finissent par s'empâter et le dépôt calcique prend une forme spathique stable.

Ontogénie des cristaux.—Primitivement, tout cristal polyédrique est dû à la juxtaposition de pétroblastes ou sphéro-cristaux ultra-microscopiques. On est à même, d'après M. Dauzère, de suivre les diverses étapes de la genèse des cristaux en examinant des gouttelettes instables obtenues dans des préparations de substances très diverses: salol, azobenzol, chlorure de sodium, etc...., faites et examinées sans couvre-objet. Ces gouttelettes sont formées par des solutions aqueuses; l'évaporation spontanée y fait apparaître des pétroblastes alignés ou dispersés sans ordre; la moindre trace d'humidité, par exemple l'haleine de l'observateur, les fait disparaître. La soudure des cristalloblastes alignés se fait quelquefois sous les yeux de l'observateur, lorsque le préparation reçoit un choc qui détruit l'équilibre des rangées (2).

Nous avons étudié l'ontogénie des cristaux de carbonate de soude dans un milieu d'ovalbumine et de glycérine qui retarde leur évolution. Des *protocristaux* ou pétroblastes isolés se montrent d'abord, puis, en ving-quatre ou quarante-huit heures, se soudent en huit de chiffre et en bâtonnets courts et boudinés dont on distingue encore les éléments sphériques alignés. Ces colonies de protocristaux prennent et retiennent fortement les colorants. Par le progrès

---

(1) Dragendorff, *Manuel de Toxicologie*, 1886, p. 374.

(2) *Association française pour l'avancement des Sciences, Congrès de Lille*, Août 1909.

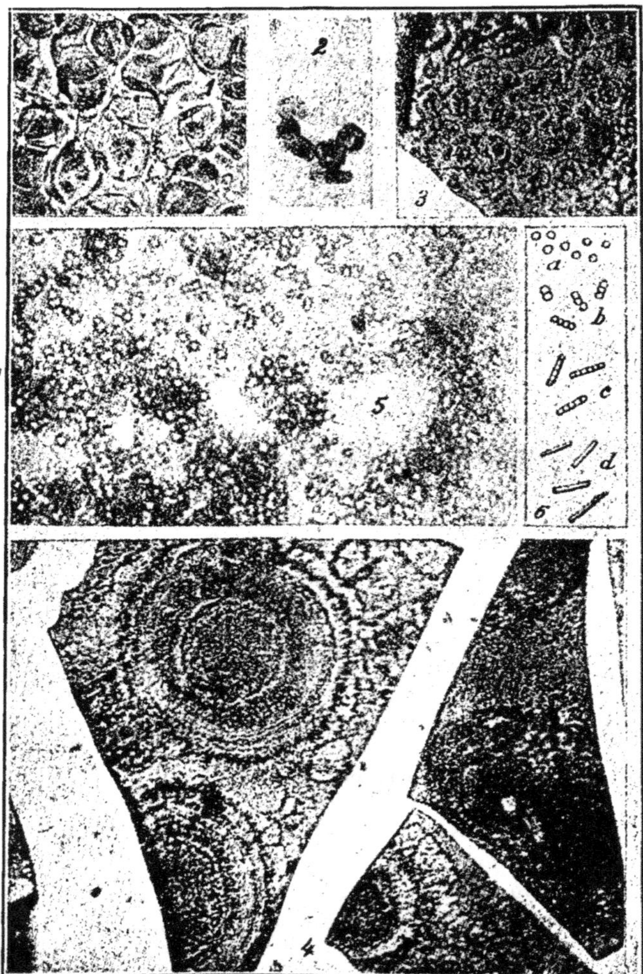

Figure 4

1, 2, 3, Cristaux imparfaits développés pendant l'évaporation de complexes de silice
colloïde et carbonates alcalins (Microphotographies de A. L. Herrera).—4, Même technique: détails de structure ($\times$ 1.400 diamètres) (Microphotographie de A. L. Herrera).—5, Sphéro-cristaux et protocristaux (pétroblastes) de phosphate de baryum dans
la silice colloïde (A. L. Herrera).—6, Ontogénie des cristaux de carbonate de sodium
dans l'ovalbumine glycérinée (Albert et Alexandre Mary).

de la coalescence, les protocristaux se soudent ensuite parfaitement pour former des bâtonnets aux limites plus tranchées, plus dures, ayant en grande partie perdu leur pouvoir rétentif *(métacristaux)*. Les prismes réguliers ne se présentent qu'à la fin de cette merveilleuse ontogenèse, aussi instructive que celle des organismes inférieurs.

Le cristal imparfait, avec son évolutivité, sa structure et ses réactions colorantes, apparaît donc comme une transition entre le monde minéral et le monde organisé. Bien plus, il semble être le *type généraliste,* le point de départ commun duquel divergent ces deux grands règnes de la Nature; dans l'un des cas, il y a continuation de l'activité et de l'imprégnabilité initiales, conservation de la structure primitive et orientation vers l'organisation; dans l'autre, passage à la forme polyédrique, perte de la plasticité morphologique et chimique, et orientation vers le monde minéral. C'est ce qui a fait dire au Dr. S. Leduc que la mort de l'être vivant consiste dans le passage de l'état colloïde à l'état cristalloïde,—ou en d'autres termes, dans le retour au règne minéral.

DENDRITISATION.—Dans un grand nombre de cas, les pétroblastes ou micelles se réunissent, non plus en groupes linéaires réguliers appelés, ou non, à passer à la forme polyédrique, mais en arborescences ou *dendrites* dont les plus beaux exemples naturels sont les cristallisations arborisées de peroxyde de fer et de bioxyde de manganèse que l'on rencontre sur les silex de la craie santonienne et les phosphorites polychromes du Quercy.

Les germes cristallins ou protocristaux participant, au moins dans le principe, à l'état colloïdal, il s'agit ici, non plus comme dans la précipitation périodique et la diffusion, de l'orientation par le milieu de molécules cristalloïdes étrangères,—mais d'un mode spécial de juxtaposition du colloïde lui-même, mode que l'on retrouve dans les préparations sur lames de silice colloïdale ou de précipités colloïdes variés. Si l'on compare à ces formes dendritiques les belles photographies de décharges électriques obtenues par le Dr. Leduc, on constate une identité d'aspect absolument saisissante. De même que la diffusion en milieu colloïde se présente comme soumise à l'action d'une force centrale, la cristallisation imparfaite dendritique affecte le même faciès que l'activité propre des forces centrales elles-mêmes.

Au point de vue dynamique, il est très probable que la vie se réduit, en dernière analyse, à la manifestation d'une force centrale, ayant comme les autres forces centrales sa source dans l'éther cosmique, et dont l'organisation, avec ses formes multiples et gracieuses, n'est en quelque sorte que le spectre, la trace pondérable, sensible. Loin de préparer le résurrection du vitalisme mystique,

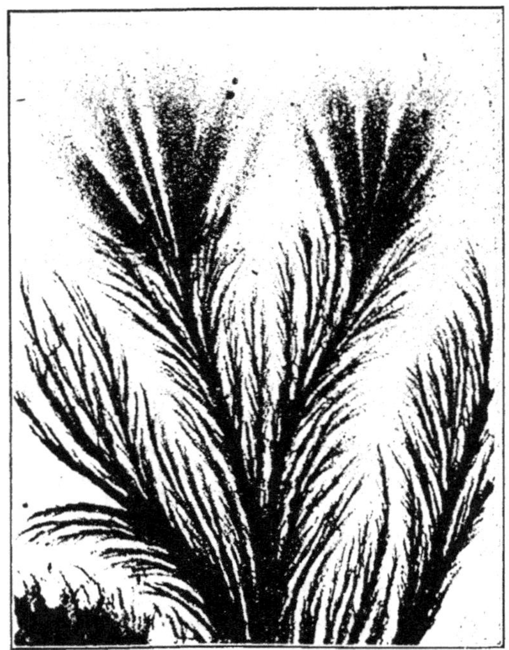

Figure 5

Aspect dendritoïde d'une décharge électrique (Photographie du Dr. Leduc).

cette conception, à laquelle la science positive apportera certainement de nouvelles vraisemblances, fait rentrer définitivement la Biologie dans le cadre des Sciences Physiques et donne par là-même une portée inespérée aux rapprochements, si critiqués par l'école biologique actuelle, que les Plasmogénistes ont établi entre les morphologies naturelles et les formes réalisées dans le laboratoire par le seul jeu des énergies physiques.

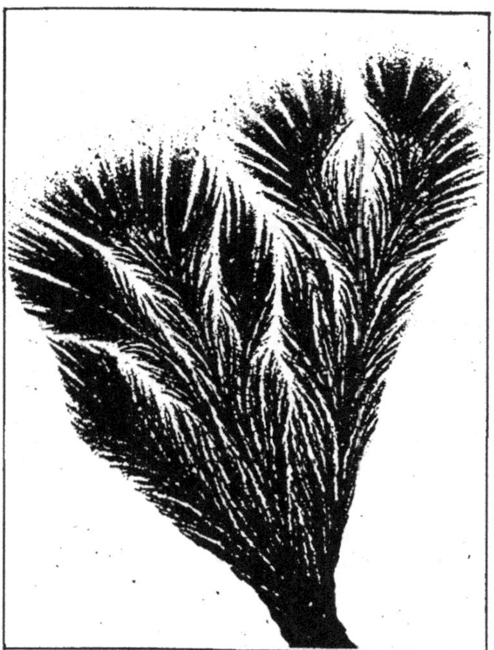

Figure 6

Aspect dendritoïde d'une décharge électrique (Photographie du Dr. Leduc).

# LIVRE II

# MORPHOGENESE

## CHAPITRE Ier.

### La forme en biologie

La question de la forme est primordiale en Biologie. On peut poser en axiome que la forme d'un être est l'expression des relations les plus intimes de la substance dont il est composé, avec le monde extérieur. En ce sens particulièrement profond, le Dr. Bourgery a pu dire, dans son *Anatomie de l'Homme,* que les divers organismes caractérisés par des formes définies, sont dominés, façonnés par le milieu dans lequel ils ont pris naissance et dans lequel ils vivent.

Cuvier professait des principes analogues à certains égards. Pour lui, la forme est une notion dominante; c'est sous le rapport de la morphologie que les organismes doivent être d'abord étudiés. Tous les organes sont conformés de telle sorte, dans un type défini, qu'ils constituent un système clos, dont on ne peut changer une partie sans contraindre les autres à une variation immédiate. Cuvier découvrait ainsi le principe des *corrélations organiques.* Lui qui, pour des raisons philosophiques bien plus que pour des motifs scientifiques, était résolument fixiste, ouvrait de la sorte un merveilleux débouché à la doctrine des variations. Mais il ouvrait également une porte au physicisme. Attacher une telle importance à la forme des êtres organisés, c'était assurer à l'avance la fécondité des recherches de laboratoire qui aboutiraient, par la mise en action des forces physico-chimiques, à imprimer à la matière des mouvements et des formes appartenant soi-disant en propre aux organismes et regardés comme essentiellement caractéristiques de ces derniers.

Certes, personne ne peut nier l'extrême importance du principe de la corrélation des formes. Les reconstitutions de fossiles sur le vu de débris incompletes ou mutilés, reconstitutions confirmées par des découverts ultérieures, attestent hautement l'exactitude d'un principe qui tend à donner à la forme une importance primordiale.

Nous avons dit que le principe des corrélations organiques implique la modification d'un système anatomique dont une partie évolue. La doctrine de Cuvier pose par là les prémisses de celle du *balancement des organes,* dont nous sommes redevables à Geoffroy-Saint-Hilaire. A mesure que, dans un ensemble, une partie s'hypertrophie, c'est aux dépens des autres, qui décroissent en proportion.

A ces principes morphologiques, l'école évolutionniste devait ajouter une formule morphogénique ainsi conçue: *"La fonction crée l'organe."* En effet, dans certains conditions définies, une fonction peut développer de toutes pièces un organe en corrélation avec elle. Une tige plongée dans le sol, ou même une simple feuille posée sur la terre humide, peuvent, en exerçant l'absorption, subir une orientation cellulaire qui engendrera des racines adventives capables des mêmes fonctions que les racines normales.

Toutefois, rien dans la Nature n'est absolu, et le principe qui vient d'être énoncé n'est pas susceptible d'application directe dans tous les cas. Si, à une fonction définie, répondait invariablement un organe appropié, la couleuvre aurait des nageoires comme les poissons, ou les poissons n'auraient pas de nageoires, puisque le mouvement de reptation suffit à déterminer la progression en milieu liquide. D'un autre côté, on ne voit pas pourquoi les orvets, tout en continuant à se déplacer, auraient laisée régresser les pattes que leur avaient léguées leurs ancêtres phylétiques (1). On pourrait multiplier les exemples de cette nature; mais la série la plus continue de faits de ce genre est fournie par l'embryologie qui montre, grâce à la conservation héréditaire d'un *schéma physico-chimique,* la formation d'organes n'ayant aucun rôle actif dans le présent:

_______

(1) V. Albert et Alexandre Mary, *L'Orocytose plasmogénique,* in *Bull. de la Soc. d'études de l'Oise,* Tome V, N⁰ 3, 1909.

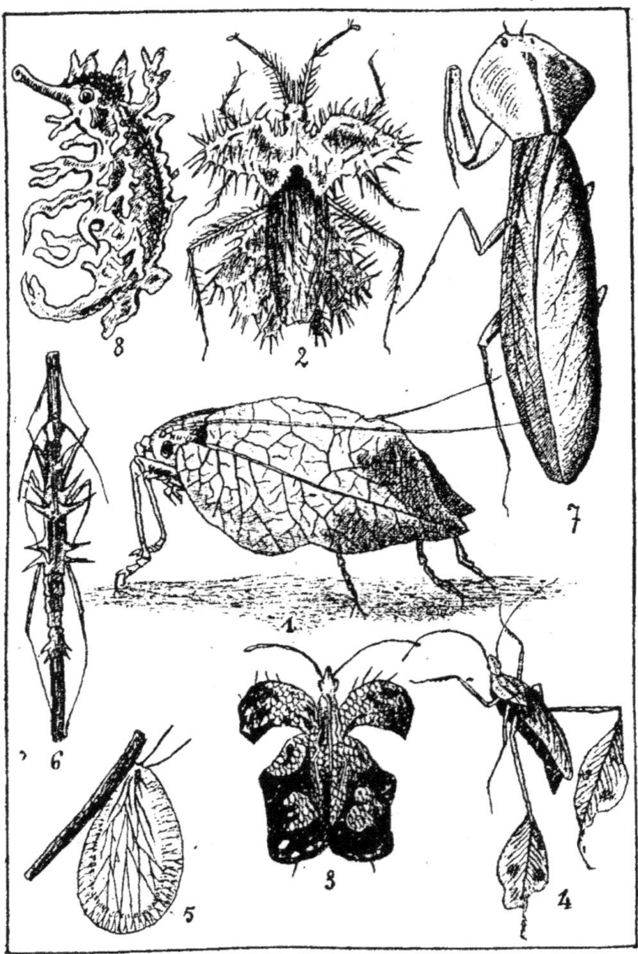

Figure 7

1, *Pterochroza maculifolia.*—2, *Phyllomorpha algirica.*—3, *Philontochis.*—4, *Anisoscellis bilineatus.*—5, *Phromnia rubra.*—6, *Daris noli me tangere.*—7, *Cherodotes cancellata.*—8, *Phyllopteryx.*

organes rudimantaires inaptes dans l'avenir à tout service, et organes n'ayant aucun rôle dans la physiologie embryonnaire et fœtale,
et qui n'entreront en service que chez le jeune individu à terme. Il
serait fantaisiste de voir dans la formation de ces derniers organes
le résultat d'une fonction qui ne s'accomplit pas encore, ou d'une
prévoyance dont la Nature ne se revêt qu'à travers le prisme ondo-
yant de la poésie!

Ces réserves à l'un des principes les plus importants du Transformisme nous préparent à une conception beaucoup plus com-
préhensive de la toute-puissance du mileu physico-chimique sur la
morphologie. La forme ne résulte pas forcément de la fonction ou
de l'hérédité; elle paraît plutôt se trouver sous la dépendance de
forces (de diffusion et de cristallisation), qui créent chez tous les
êtres où elles s'exercent une similitude de plan de symétrie qu'on
ne saurait sans aberration attribuer à la descendance ou à l'utilité
immédiate. Par là s'expliquent les analogies embryologiques et morphologiques entre animaux supérieurs et végétaux, analogies sur les
quelles Mme. Céline Renooz s'est basée pour bâtir sa théorie de
*l'Origine végétale de l'Homme et des Mammifères* (1). C'est encore
cette mise en jeu de forces semblables dans des conditions dynamiques parallèles, qui donne l'explication de ces sortes de *lusus naturæ*
dont le monde végétal est si prodigue,—racines, tubercules et fruits
ayant l'aspect de cornes, de mains, de membres, de têtes d'animaux,
etc. (2). Enfin, nombre de ressemblances attribuées au "mimétisme"
sans d'ailleurs chercher à savoir le "comment" de ce phénomène, ont
la même origine. Tel est le cas de ces variétés innombrables d'insectes, de crustacés et de poissons représentant assez fidèlement des
algues, des branches, des feuilles, etc....., pour se confondre avec
leurs supports et échapper ainsi aux poursuites de leurs enne-
mis (3). Figs. 7 et 8.

En résumé, sans explication atavique et sans explication physiologique au sens fonctionnel du terme, on retrouve dans le monde

------

(1) Maloine, édit., Paris, 1905.—Nous avons exposé et critiqué les vues morphologiques et phylogéniques de Mme. Céline Renooz dans un article intitulé: *« Avons-nous
des arbres pour ancêtres»*, in *Analyse et Synthèse* (Avril 1911). (Note des auteurs).

(2) G. Albert et Alexandre Mary, *A propos d' une carotte pentadactyle*, in *Le Médecin* (31 Mai 1914).

(3) Figures d'arbres obtenues par vibration de pâtes ou de poussières. Expériences
de Rochas. Spectre. Plaques vibrantes. (Note de A. L. Herrera).

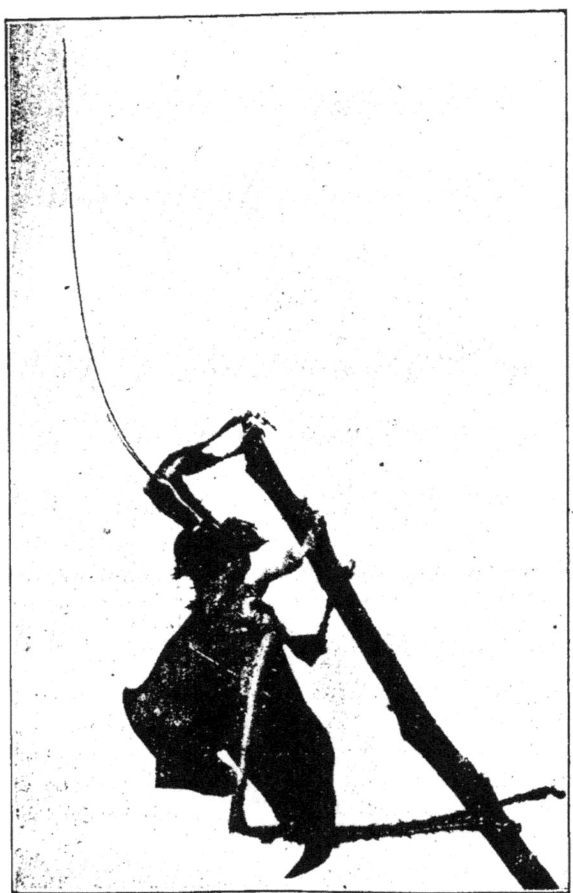

Figure 8

*Pterochroza* (Cliché Pivot).

organisé un certain nombre de symétries et de formes toujours les
mêmes,—spectre ou modelage pondérable d'orientations dynamiques
semblables,—mais n'ayant rien à démêler avec un but utilitaire
présent, passé ou futur.

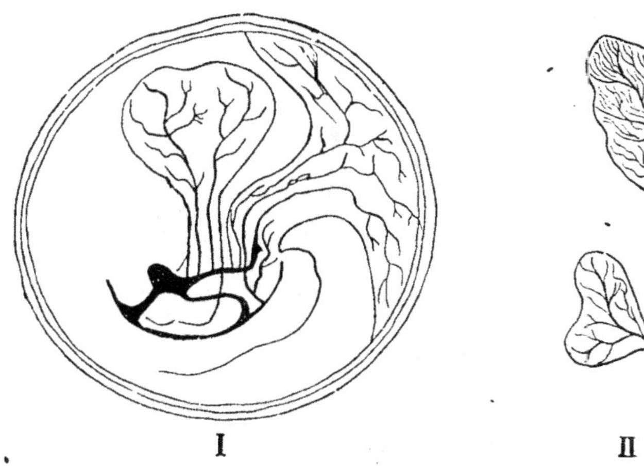


Figure 9

Figure comparative de l'allantoïde et de
la vésicule ombilicale d'un mammifère
(d'après Céline Renooz).

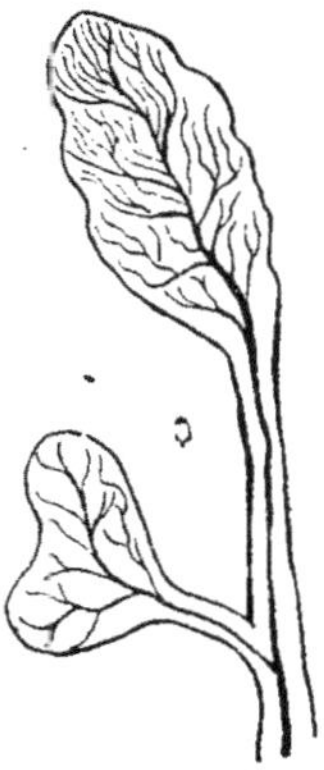

Figure 10

Figure comparative du cotylédon et de la
première feuille d'une plante dicoty-
lédone (d'après Céline Renooz).

Ceci posé, nous sommes préparés à considérer avec moins de
surprise stérile telles reproductions plasmogéniques d'organismes,
d'éléments histologiques, ou même d'organes, ne répondant, comme
cela se conçoit, qu'à un processus cohésif ou osmotique déterminé,
et non à une fonction ou à une série de fonctions dans l'acception
courante du mot.

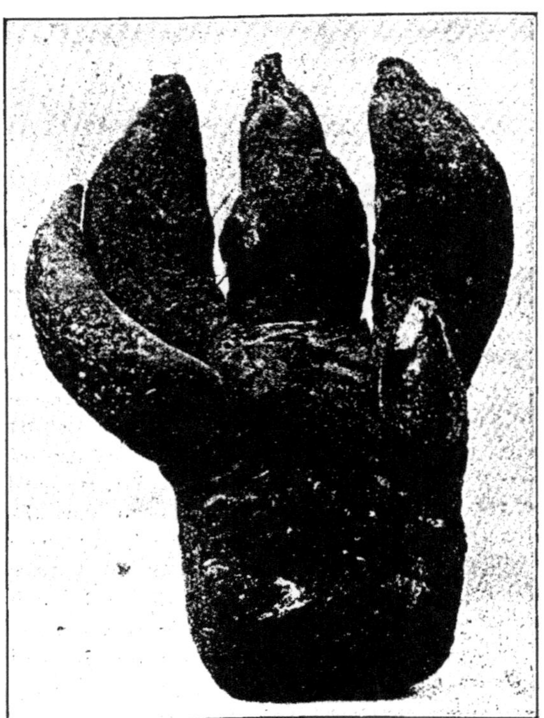

Figure 11

Carotte pentadactyle (Cliché Pivot).

# CHAPITRE II

## Diffusion et tension superficielle

Pouvoir morphogène de la diffusion.—La diffusion est susceptible de produire des membranes physiques par tension superficielle. Ces membranes jouissent de propriétés analogues à celles des membranes chimiques en ce qui concerne la morphogénie. Elles déterminent des figures qui rappellent de très près la structure des tissus, des éléments anatomiques et des protozoaires, et il n'y a pas lieu de s'en étonner, puisque les organismes, étant composés de solutions, doivent forcément obéir aux lois qui régissent la physique des liquides. A la surface d'un liquide, les molécules sont repoussées vers le centre plus énergiquement que dans le sens opposé. Il en résulte une pression normale à la surface, mécaniquement équivalente à une membrane élastique qui, parallèlement au principe cristallogénique de Curie, tendrait toujours à diminuer la surface du liquide, et qui constitue la "tension superficielle."

Les expériences suivantes donneront une idée de la richesse des formes produites par la diffusion, en même temps que de leur ressemblance avec les productions de la Nature.

Essais de M. Kaas.—En mettant en présence de l'essence de girofle, de l'ovalbumine, du sulfure de carbone et du phosphore, le P. Kaas a obtenue une variété considérable de figures dont les plus belles offrent, macroscopiquement, la plus grande identité d'aspect et de structure fine avec les neurones pourvus de leurs dendrites (1).

---

(1) *Note inédite* communiquée par M. le Prof. A. L. Herrera.

EXPÉRIENCES PERSONNELLES.—La complexité des corps employés
par M. Kaas étant un obstacle à l'interprétation des résultats, il
convenait d'utiliser des substances simples. Nous avons réalisé de
curieuses, mais fugitives formes amiboïdes de diffusion en laissant
dissoudre des cristallites de bichromate de potassium dans une solution de soude et de ferrocyanure de potassium (1). La diffusion,
orientée par la pesanteur et contenue par la tension superficielle,
permet à l'encre carminée, à l'encre noire ordinaire et à l'encre de

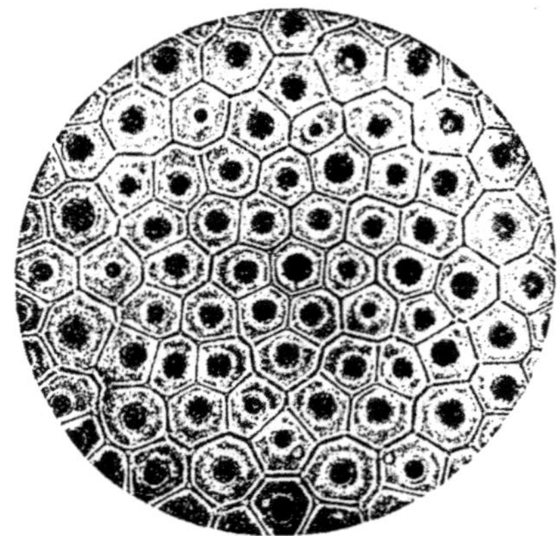

Figure 12

Diffusion d'une solution de ferrocyanure de potassium dans la gélatine: tissu artificiel
(d'après Leduc et J. Félix).

Chine, au lieu de se mêler confusément à l'eau pure du vase où l'on
en laisse tomber des gouttes, de se ramifier en branches dichotomiques et de s'étaler en ombelles (2).

EXPÉRIENCES DU DR. S. LEDUC.—De très nombreuses et souvent très
artistiques manipulations relatives à la diffusion ont été exécutées
par le Dr. Stéphane Leduc.

---

(1) Albert et Alexandre Mary, *Observations sur la morphogenèse en Plasmologie*, in
*Mém. de la Soc. Antonio Alzate*, Tome XXIX, 1910.

(2) Albert et Alexandre Mary, *Sur la tension superficielle et les membranes osmotiques précipitées*, in *C. R. du Congrès des Sociétés savantes en 1910*, Sciences. Paris,
Imp. Nationale, 1911, p. 93.

Trente minutes suffisent à une goutte d'encre de Chine placée sur une feuille de verre recouverte d'une couche mince d'eau salée, pour qu'il y ait glomérulation des lignes de force colorées, diffusion et formation consécutive d'une figure à aspect mûriforme.

Le Dr. Leduc nous a adressé plusieurs plaques préparées d'après la technique suivante. On prend une lame de verre de 8 cm. sur 10, sur laquelle on répand 5 c. c. de solution gélatineuse mélangée d'une faible quantité de solution saturée de salicylate de soude. On sème aux six sommets d'un hexagone des gouttes de sulfate ferrique, et il se produit une rosace groseille. Si l'on met dans la solution étalée du ferrocyanure de potassium à la place du salicylate, la rosace est bleue. Le mélange des deux sels donne une nuance mixte. Les formes dépendent de la position relative des gouttes, les couleurs, des matières réagissantes (1).

La production, par diffusion, des cellules artificielles dans la gélatine, exige un temps d'autant plus long (2 à 24 h.) que les solutions gélatineuses sont plus concentrées. Si l'on place une couche d'eau sur une plaque de verre horizontale, et si, à l'aide d'un compte-gouttes, on sème dans cette eau, en position convenable, des gouttes d'eau salée colorée par de l'encre de Chine, on obtient des cellules artificielles complètement liquides ayant les mêmes caractères que celles produites dans une solution gélatineuse (2).

Par leur rencontre, en se diffusant, des gouttes d'une solution de ferrocyanure de potassium à 10% sur solution de gélatine à 10% produisent un beau tissu artificiel à éléments polyédriques (3).

La diffusion et la glomérulation combinées donnent aussi des aspects de cellules ciliées et de morules en voie de segmentation.

EXPÉRIENCES DE A. L. HERRERA.—Le professeur Alfonso L. Herrera produit des imitations de plasmodes réticulés, tantôt en laissant tomber des gouttes de silicates alcalins sur l'alcool, tantôt en mélangeant des solutions de silicates et de sulfate d'aluminium. Des gouttes de silicate tombant d'une hauteur de 6 à 8 mètres sur une couche mince d'alcool, d'acide phosphorique ou d'acide acétique, reproduisent les formes à pseudopodes ramifiés de *Monas* ou de *Pro-*

---

(1) Leduc, *Théorie physico-chimique de la vie.* pp. 77 et 78.
(2) Leduc, *op. cit.*, pp. 82 et 83.
(3) *Id.*, p. 80.

*tomyxa*. Les Thalassicoles n'offrent pas d'aspect radiaires plus complexes et plus réguliers que ceux des gouttes d'eau ou de mercure tombant d'une certaine élévation sur des feuilles de papier révêtues de noir de fumée. Ici, la force centrifuge développée par la chûte joue un rôle comparable à celui de la diffusion dans les liquides. En pulvérisant le silicate à l'aide d'un vaporisateur et en projetant la poussière liquide sur une lame de verre humectée d'alcool, la tension superficielle engendre des formes de *Spirillum* et de mycélium de *Botrytis*.

L'infiltration de l'acide chlorhydrique dans le silicate alcalin produit de délicates formes microscopiques, granuleuses, nucléées, essentiellement cryptogamiques, retenant très bien les colorants à la faveur de la formation de membranes de silice colloïdale. Herrera indique la technique suivante pour réaliser des préparations fixes. Humecter d'acide chlohydrique un couvre-objet et l'appliquer sur un porte-objet humecté de silicate. Lorsque la membrane silicique est formée sur le porte-objet, enlever le couvre-objet. Laver à l'eau distillée jusqu'à réaction neutre de l'eau des lavages. Traiter par le picro-carmin, laver à l'alcool et au chloroforme. Monter au baume de Canada.

Par le jeu de la tension superficielle, les silicates alcalins atomisés sur l'alcool à 90° et sur l'éther forment des cytodes arrondis, souvent nucléées, granuleux, avec ou sans prolongements, se colorant au crystallviolett et au brun d'aniline. Un phénomène du même ordre préside à la naissance de vésicules sphéroïdales lorsqu'on vaporise sur le silicate de l'acide chlorhydrique, de l'acide phosphorique ou de l'acide azotique.

Des poussières de permanganate de potassium semées dans du silicate de potassium ou de sodium sirupeux, s'y dissolvent et figurent en diffusant des cellules nucléées dont la forme et la structure se trouvent fixées par la dessication du silicate.

Toute l'évolution des formes amiboïdes peut être retracée en laissant tomber d'une hauteur croissante des gouttes de silicate sur des lames humectées d'alcool. L'antagonisme de la force centrifuge de projection et de la tension superficielle fait assister l'observateur à une émission de plus en plus intense de pseudopodes d'abord lobés, puis réticulés.

Citons encore les expériences ci-après, tirées, soit de documents originaux, soit des registres de laboratoire qui nous ont été obligeamment communiqués par M. le prof. Herrera. Infiltrations d'acide chlorhydrique dans le silicate (structure de muscle strié). Silicate atomisé sur alcool dilué (Pseudo-infusoires; l'une des préparations montre un fac-similé merveilleux de *Paramœcium bursaria,* avec cuticule, pharynx et vacuoles). Silicate atomisé obliquement sur formaline (Pseudo-spermatozoïdes). Silicate déposé sur acide acé-

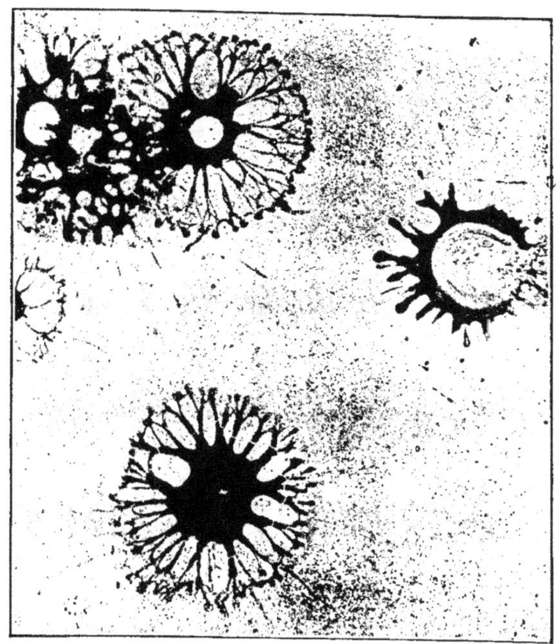

Figure 13

Silicate alcalin tombant sur acide acétique: formes radiées (Cliché Herrera).

tique (Imitations remarquables d'épithélium pavimenteux. L'épithélium, formation de défense, se dessine à la jonction des aires de diffusion des deux liquides. Les noyaux des cellules épithéliales son très apparents). Silicate et acide chlorhydrique en diffusion (Aspect tissulaire avec épithélium pavimenteux). Éther coulant sur silicate (Fibres lisses). Silicate sur éther (Lacis offrant exactement l'aspect du réseau ganglionnaire de la membrane musculaire de l'intestin grêle du cobaye). Alcool et silicate (Aspect des clasmatocytes du mésentère de *Triton cristatus*, avec noyau volumineux, corps cellulaire, prolongements moniliformes ramifiés et extrémités clasmatosées). Ether et silicate (Pseudo-neurones). Ferrocyanure de potassium dans l'acide fluosilicique (Pseudo-cellules avec chromatine).

On peut donner une grande complexité chimique à certaines de ces cellules artificielles. Des gouttes de silicate à 40° Baumé tombant sur acide acétique forment des cytodes siliciques. Macérés dans un liquide renfermant trente ou quarante réactifs, parmi lesquels hémoglobine, bouillon, liquide de Raulin, graisse, albumine, pepsine, anilines, permanganate de potassium, etc...., ils s'en imprègnent par adsorption, fait signalé par Reinke pour le protoplasma. Lavés, ils se dessèchent, se carbonisent, donnent des réactions internes diverses. Herrera voit dans cette expérience une vérification de sa théorie inorganique de la vie, de la Babel chimique soutenue par un tissu inorganique adsorbant.

Synthèse de la nacre.—Une expérience du Dr. Stéphane Leduc nous renseigne sur la portée synthétique de la diffusion et de la précipitation périodique *in vitro*. On ajoute à une solution de gélatine à 10 %, une goutte de solution concentrée de nitrate de calcium par 5 c. c. On étend le mélange sur une feuille de verre et on le laisse se prendre. Puis, on y fait diffuser une solution de carbonate et de phosphate bibasique de potassium ou de sodium (2 parties de carbonate pour une de phosphate). La solution diffusante doit être déposée en gouttes (précipités circulaires), ou en lignes droites. Les ondes de précipitation périodique, au nombre de 500 à 1.000 par millimètre, forment des réseaux qui donnent de beaux spectres et produisent, même à l'œil nu, des reflets et des jeux de lumière caractéristiques. Ces réseaux en milieu colloïde, c'est la nacre, et comme composition chimique, et comme structure (1).

_______________

(1) Leduc, *Théorie physico-chimique de la vie*, p. 92.

# CHAPITRE III

## Les croissances osmotiques

LA PRÉCIPITATION.—Nous avons déjà signalé que la glomérulation
s'exerçant au sein des précipités chimiques constitue un puissant
facteur morphogène. Parfois, la précipitation se produit spontanément, par suite des modifications chimiques qu'apporte dans les
liquides le contact de l'air. Un bain de développement à l'acide
pyrogallique, abandonné au repos, s'oxyde progressivement par sa
surface libre en donnant un précipité noir dont les délicates granulations se groupent en filaments et en amas cellulaires qui deviennent
très réguliers quand on chauffe le bain (1). Les dimensions des
cellules augmentent d'abord avec la température, puis atteignent
un maximum au voisinage de 60° C. Dans le même ordre d'idées,
M. Robert Descamps a démontré que les sels d'argent abandonnés
pendant quelques mois dans une cuvette de porcelaine, laissent des
taches noires concentriques groupées autour d'un noyau, dans la
matière même de la cuvette (2).

Le silicate d'aluminium gélatineux en solutions étendues précipitées donne des structures alvéolaires qu'il serait impossible de
distinguer des flocons d'ovalbumine précipitée, sans la réaction du
nitrate de mercure. Bütschli a décrit ces structures (3).

Par leur seul aspect macroscopique, les précipités périodiques
évoquent des modes de symétries considérés comme caractéristiques
du règne animal, en particulier les formes articulées, et ceci, quelque

---

(1) A. Guébhard, *Bull. Soc. de Physique*, 1897, p. 107.

(2) *Cosmos*, N° du 22 Décembre 1906, p. 675.

(3) *Untersuchungen über die Mikrostruktur Künstlicher und natürlicher Kiesel-
saüre gallerte* (1900).

diverses que soient les substances dont on se sert pour déterminer leur apparition (Leduc).

La croissance osmotique.—Lorsque deux solutions réagissantes sont mises en contact au lieu d'être brusquement mélangées, la précipitation, ne se produisant qu'à l'intersection des solutions, engendre une membrane continue à travers de laquelle des échanges liquides peuvent se produire, amenant une augmentation de volume du système fermé constitué par la solution enveloppée,—d'où le nom de *croissance osmotique*. La turgescence interne écartant les micelles déjà précipitées, crée de nouveaux points de contact entre les réactifs, et le volume du précipité produit s'accroît en même temps que le volume de la vésicule osmotique.

Les croissances s'obtiennent avec les sels métalliques les plus variées. Elles peuvent être préparées de deux manières: 1.º En employant l'un des sels réagissants à l'état liquide et l'autre à l'état solide; 2.º en utilisant les deux sels à l'état de solutions.

Semi-perméabilité des membranes osmotiques.—Contestée par le prof. Quincke, de Heidelberg (1), affirmée par le Dr. Leduc (2), la semi-perméabilité des membranes chimiques demeure en discussion.

En fait, toutes les membranes osmotiques ne jouissent pas à cet égard des mêmes prérogatives. Le sulfate de cuivre et le sulfate ferreux dans le cinnamate de sodium donnent des flocons indistincts à zônes concentriques, se laissant aisément traverser par les substances membranogènes. Mais il n'en est pas de même de la plupart des croissances osmotiques; leur développement actif, l'unité et la netteté de leur membrane, la composition de la solution ambiante après l'expérience, attestent:

1.º Que les particules salines de la solution extérieure ne traversent pas la membrane, ce qui donnerait naissance à des précipités sphériques *pleins*, non aux sphères précipitées *creuses que l'on* connaît;

2.º Que les particules salines de la solution intérieure ne traversent pas la membrane, ce qui développerait successivement de nouvelles parois concentriques en-dehors de la vésicule initiale;

---

(1) *Ueber unsichtbare Flüssigkeitsschichten......*, in *Annalen der Physik*, 1902.

(2) *Cf. Les croissances osmotiques*. Bar-le-Duc, Imp. Jolibois, 1909.

3.º Que le sel soluble produit dans la double décomposition existe à la fois des deux côtés de la membrane, indiquant que les radicaux salins isolés de part d'autre diffusent au travers de celle-ci pour se combiner ensemble;

4.º Que l'eau de la solution extérieure est appelée, à travers la paroi, pour dissoudre les cristallites du sel générateur, ou diluer les solutions saturées de sel générateur et de sel résiduaire, et que cet emmagasinement de liquide, joint à la distension due à la pression osmotique, est cause de la turgescence observée.

Si l'on prépare isolément diverses croissances osmotiques dans des éprouvettes graduées, et que l'on couvre le sel générateur, semé en une couche uniforme, d'un léger et mobile obturateur-index de mica, on s'aperçoit que le volume des croissances est considérablement plus grand que celui des cristaux semés et qu'il se montre, dans un milieu relativement abondant, *fonction inverse de la solubilité de ces cristaux*.

Le sel soluble résiduaire influe de deux manières antagonistes. Peu soluble, il augmente devantage la pression osmotique interne, mais agit également plus vite sur la pression osmotique adverse de la solution mère. Très soluble, il provoque une expansion moindre, mais ne sature que plus lentement la solution mère. En posant: coefficient de croissance imputable au sel soluble $= a$; coefficient de croissance propre à l'augmentation de la pression osmotique interne par le sel soluble $= b$; coefficient de résistance propre à l'augmentation de la pression osmotique externe par le sel soluble $= c$, on peut donc écrire: $a = b - c$.

En utilisant de faibles quantités de solution nourricière et les ensemençant abondamment, le liquide extérieur s'enrichit en sel résiduaire (que l'on peut supposer produit en égale proportion sur les deux faces de la membrane précipitée) presque aussi rapidement que le liquide intérieur des croissances, et $a$ tend vers zéro.

La solution mère est-elle, au contraire, en grande quantité eu égard au volume de sel semé? $c$ devient négligeable et $a$ tend à égaler $b$.

La valeur intrinsèque de cette action n'est toutefois pas aussi grande qu'on pourrait le penser, car le sel soluble diffuse probablement à travers la membrane, cherchant à équilibrer des deux côtés son degré de concentration. Or, si $c = b$, $a = 0$.

Voici quelques résultats repérés, dans des solutions capables, quantitativement et qualitativement, de nourrir au maximum les *Metallsalzvegetationen:*

| SELS SEMES | SOLUIBLITÉ à 10° c. | SOLUTIONS RÉAGISSANTES | NATURE DES PRÉCIPITÉS | SELS SOLUBLES PRODUITS | | ABSORPTION APPROXIMATIVE PAR LES CROISSANCES |
| | | | | NATURE | SOLUBILITÉ à 10° c. | |
| 1 | 2 | 3 | 4 | 5 | 6 | 7 |
| --- | --- | --- | --- | --- | --- | --- |
| $Az\,O^3\,Ag$.. | 1 partie dans 1 partie d'eau. | $Fe\,(CAz)^6K^4$. | $Fe(CAz^6Ag^4$. | $Az\,O^3K$ .... | 1 partie dans 4,5 parties d'eau. | 120 fois le volume initial. |
| $SO^4\,Fe$.. ... | 1 partie dans 1,64 partie d'eau. | $Fe\,(CAz)^6K^4$. | $Fe\,(CAz)^6\,Fe\,K^2$...... ..... | $SO^4K^2$...... | 1 partie dans 10 parties d'eau. | 250 fois le volume initial. |
| $SO^4\,Mg$ .... | 1 partie dans 3 parties d'eau. | $CO^3\,Na^2$ (sol. concentrée). | $CO^3Mg$.. ... ... | $SO^4Na^2$..... | 1 partie dans 3 parties d'eau. | 250 fois le volume initial. |
| $SO^4\,Cu$ ..... | 1 partie dans 4 parties d'eau. | $Fe\,(CAz)^6K^4$. | $Fe\,(CAz)^6\,Cu^2$.......... | $SO^4K^2$.... | 1 partie dans 10 parties d'eau. | 400 fois le volume initial. |
| $CO^3\,Na^2$.... | 1 partie dans 6,3 parties d'eau. | $Ca\,Cl^2$ (sol. concentrée). | $CO^3Ca$.......... | $Na\,Cl$....... | 1 partie dans 2,9 parties d'eau. | 600 fois le volume initial. |

A la suite de ces constatations, il est difficile de nier l'existence de parois précipitées perméables à l'eau et aux sels solubles non susceptibles de réagir et imperméables aux substances membranogènes, existence sur laquelle reposent en partie les théories actuelles sur l'osmose et la pression osmotique (1) (2).

FORMES CYTOLOGIQUES DE LA CROISSANCE OSMOTIQUE.—L'observation des croissances osmotiques microscopiques préparées sur lames avec des cristallites ou de fines gouttelettes de réactifs révèle leur identité absolue d'aspect et de structure avec les éléments histologiques ou les organismes monocellulaires.

----

(1) Albert et Alexandre Mary, *Sur la tension superficielle et les membranes osmotiques précipitées,* in *C. R. du Congrès des Sociétés Savantes en 1910, Sciences,* Paris, Imp. Nationale, 1911, pp. 97 et suiv.

(2) Selon Herrera, les plantes de Leduc se forment par différences de densité, la solution intérieure s'élevant au sein du silicate extérieur. Des différences de 5 à 10° B. ont été trouvées entre ces liquides. La solution intérieure renferme surtout le sel alcalin produit par la double décomposition. De l'eau colorée s'échappant à travers des pores ou des tubes forme aussi des tiges au sein de l'eau de sel à 20° B. *Note de A. L. Herrera.*

On trouvera ci-après une série bien sélectionée de telles expériences.

Cristallites de sous-azotate de bismuth dans une solution de carbonate de sodium (fausses cellules nucléées) (1).

Poussières excessivement fines de sulfate d'aluminium, trituré pendant deux heures et tamisé sur soie, dans une solution faible de silicate de potassium (cellules complètes de silicate d'aluminium, avec membrane, cytoplasma et noyau granuleux) (Mary).

Chlorure de fer en solution, pulvérisé sur gomme et silicate de soude (cellules rondes pourvues d'un gros noyau excentrique avec nucléole) (Hererra).

Chlorure de calcium solide semé dans les silicates alcalins (vésicules avec pseudopodes) (Herrera).

Sel ammoniac impur semé sur silicate (amiboïdes à pseudopodes nombreux, réguliers, terminés en massue) (Herrera).

Solution de chlorure de zinc atomisée sur silicate (belles cellules rondes, avec membrane et gros noyau central granuleux) (Herrera).

Sulfate de cuivre pulvérisé sur silicate (cellules émettant des tubes fins, longs et flexueux) (Herrera).

Poussières de permanganate de potassium semées sur ovalbumine (cellules turgides d'hydrate de bioxyde de manganèse, avec membrane externe, noyau environné d'une seconde membrane et protoplasma réticulé. Division endogène ou gemmation. Certaines vésicules offrent de très nombreuses zônes concentriques dont la couleur varie du jaune clair au rose et au brun, imitant l'aspect des plus belles agates périgones) (2).

Solution de chlorure de manganèse pulvérisée sur silicate alcalin (vésicules granuleuses parfois nucléées) (Herrera).

Solution de silicate de soude pulvérisée sur une solution de sulfate d'aluminium et chlorure de calcium (cellules à membrane bien différenciée et pseudopodes) (Herrera).

Solution de chlorure de calcium atomisée sur silicate (cellules rondes dont la structure est merveilleusement nette à la lumière

(1) Albert et Alexandre Mary, *Observ. sur la morphogénèse en Plasmologie*, in *Mem. y Rev. Soc. Cientif. Antonio Alzate*, T. 29, 1910.

(2) Albert et Alexandre Mary, *Sobre las falsas células de hidrato de manganeso*, in *La Enseñanza normal*, 30 Novembre 1910.

polarisée. Membrane. Gros noyau rond central, comme dans les jeunes cellules végétales, avec couche membranoïde périphérique et nucléole) (Herrera).

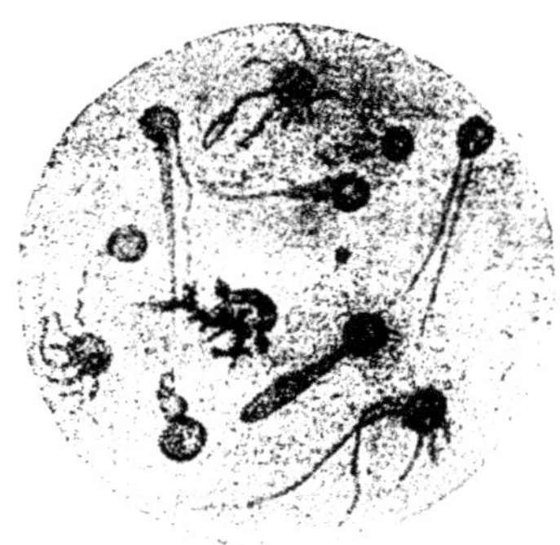

Figure 14
Cellules artificielles obtenues en semant des poussières de sulfate ferreux dans une solution de ferrocyanure de potassium et de sulfate d'ammoniaque. Bourgeonnement. Emission de seudopodes (Albert et Alexandre Mary).

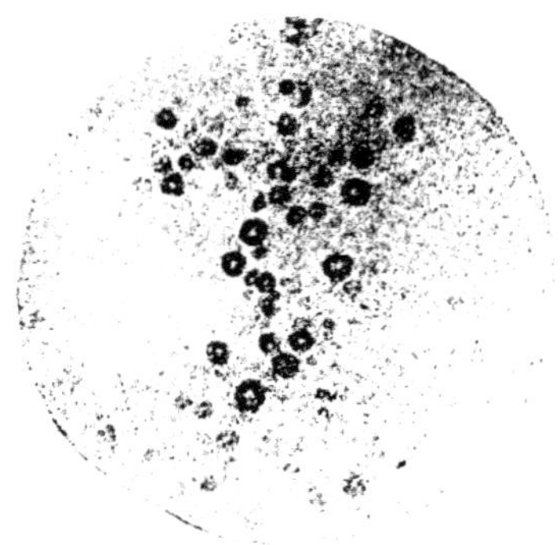

Figure 15
Solution de chlorure de calcium pulvérisée sur silicate alcalin: belles cellules nuclées (Microphotographie de A. L. Herrera).

Solution de sulfate d'aluminium pulvérisée sur silicate alcalin (pseudo cellules épithéliales de la muqueuse buccale de l'homme) (Herrera).

Eau de mer concentrée à ½, atomisée sur silicate (larges cellules rondes, transparentes, dotées d'un gros noyau central) (Herrera).

Solution de sulfate ferreux atomisée sur silicate (cellules arrondies. Quelquefois, émission de tubes variqueux ou striés. Le plus souvent, les tubes font défaut ou sont absolument lisses. On peut assister à un véritable bourgeonnement, et plus rarement à l'émission de prolongements élargis à l'extrémité, imitant à s'y méprendre la germination des spores d'*Ustilago*) (Herrera).

MORPHOLOGIES ZOOLOGIQUES.—Diverses formes inférieures de l'échelle animale ont été reconstituées par la croissance osmotique.

On introduit, dans 10 c. c. d'eau saturée de gaz carbonique, 0,10 de silicate de soude, puis 0,50 de chaux en bouillie épaisse. On agite

aussitôt. Chaque particule de chaux tend à se transformer d'abord
en bicarbonate, puis en silicate de calcium, dont la croissance reproduit des aspects d'infusoires (1).

En modifiant les conditions de l'expérience, nous avons noté de
non moins intéressantes morphologies. On prend :

| | |
|---|---|
| Eau marine | 5 c. c. |
| Eau distillée | 10 |
| Solution saturée de phosphate de soude | 5 |
| Silicate de potassium sirupeux | 0,50 |
| Chaux lavée, en bouillie | 1 |

On dépose une goutte du mélange sur le porte-objet. Après une
demi-heure environ, la préparation, d'une grande netteté, peut être
examinée avec profit. Comme dans les essais de Herrera, ce sont
les formes de protoplasme granuleux, de kystes et d'infusoires (Kol-
podes, Paramécies), qui se montrent les plus abondantes (2).

Le chlorure d'ammonium pulvérisé sur silicate de sodium engendre des formes radiaires avec de nombreux prolongements étalés,
rayonnants, symétriques (Herrera). De curieuses formes radiées
sont aussi produites par le chlorure de calcium à 3° Baumé atomisé
sous pression de deux atmosphères sur silicate de sodium à 40°
Baumé (Herrera).

En semant des cristallites de sulfate de cuivre dans une pseudo-
solution d'ovalbumine aditionnée de silicate de potassium, on obtient
des formes vascularisées voisines des cavités des Cœlentérés ; quelques-unes des vésicules produites offrent de grandes ressemblances
avec les bourgeons médusiformes des polypiers hydraires (3).

Des gouttelettes de sulfhydrate d'ammoniaque déposées sur une
solution d'azotate de mercure développent des aspects de monères
à pseudopodes filamenteux ramifiés telles que *Protomyxa* (Herrera).

Le Dr. Leduc a observé, par l'ensemencement de fragments de
chlorure de calcium dans une solution de carbonate et de phosphate
tribasique de potassium, des croissances capsulaires avec ceintu-

---

(1) Herrera, *Correspondance avec les auteurs.*

(2) Albert et Alexandre Mary, *Mem. Soc. Antonio Alzate*, T. 29, 1910.

(3) Voir: Albert et Alexandre Mary, *Formas orgánicas artificiales vascularizadas*
in *La Enseñanza Normal*, T. II, N° 1, 1910; et *Formes artificielles vascularisées*, in
*Mem. y Rev. Soc. Antonio Alzate*, T. 29, 1910, pp. 299 et suiv.

res ornementales, traits verticaux régulièrement espacés parallèles
à l'axe et petits tubercules comme en porte le test des oursins. Ces
croissances sont parfois bivalves. Quelques-unes ressemblent étrangement à des coquilles de mollusques (1).

Herrera a photographié des croissances osmotiques très complexes, vermiformes, métamérisées, pourvues de vacuoles internes et
d'appendices latéraux, préparées avec le chlorure d'aluminium dans
une solution de potasse et de silicate de sodium.

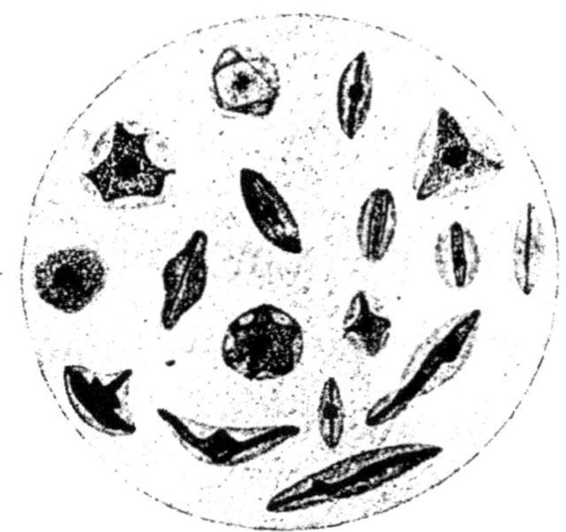

Figure 16

Pulvérisation du nitrate d'argent sur une solution de nucléinate de sodium: pseudo-
diatomées et desmidiacées ( Albert et Alexandre Mary).

Ces exemples suffiraient, à la rigueur, à attester la puissance organisatrice de l'osmose. Mais, si l'on recherche les analogies des
croissances avec les formes végétales, on reste plus encore stupéfait
de l'inépuisable variété d'aspects des vésicules osmotiques.

MORPHOLOGIES PHYTOLOGIQUES.—Ce fut par leur ressemblance avec
les plantes que les croissances osmotiques macroscopiques frappèrent les premiers observateurs; et c'est encore sous ce jour que le
Dr. Stéphane Leduc a le plus consciencieusement étudié les vésicules précipitées. Les deux observations suivantes indentifient assez
complètement le développement du végétal et celui de la croissance
osmotique. La partie terminale des croissances osmotiques forme

_______________

(1) *Théorie physico-chimique de la vie*, passim.

parfois une sorte de margelle dans laquelle s'élève le liquide nourricier absorbé par la base (Leduc). Dans une boîte de Petri, on met un fragment de chlorure de calcium fondu, juste recouvert d'un liquide formé de 76 parties de solution saturée de carbonate de potassium, 4 de phosphate tribasique de sodium et 20 de sulfate de sodium. Il se forme une belle cellule sphérique transparente qui pousse hors de l'eau à un ou deux centimètres (Leduc).

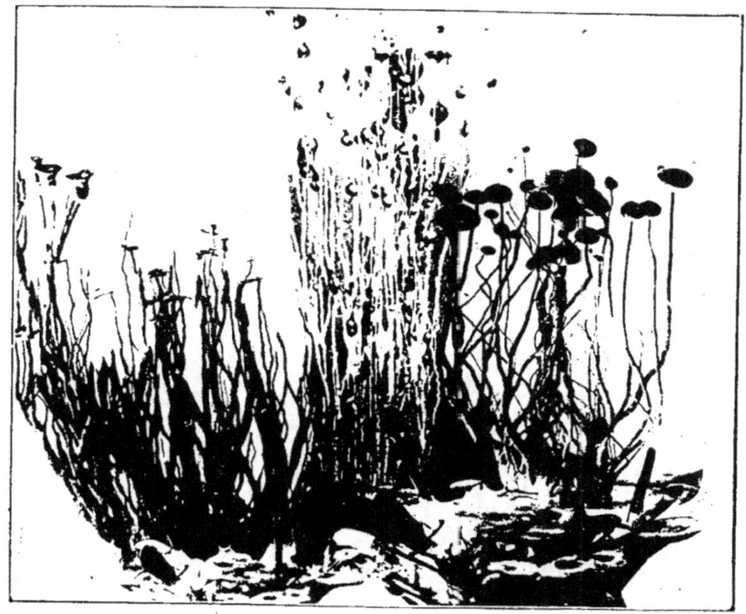

Figure 17

Croissances osmotiques macroscopiques (Cliché de S. Léduc).

Les nombreuses publications du Dr. Leduc sur la question, et en particulier ses deux jolies brochures, *La théorie physico-chimique de la vie* et *La biologie synthétique*, abondent en descriptions de croissances osmotiques en forme d'aloès, de champignons, de phanérogames chargées de fructifications.

Quand un sommet de tige osmotique atteint la surface libre du liquide nourricier, la croissance se répand à la surface en expansions

foliacées. Les formes varient avec le milieu : les nitrates laissent
se développer des terminaisons épineuses ; le chlorure d'ammonium
et le ferrocyanure de potassium, des châtons ; les chlorures alcalins,
des tiges variqueuses et cloisonnées. Les croissances faites dans un
liquide très concentré auquel on a superposé avec soin de l'eau distillée, donnent des aspects de champignons à chapeaux (1). Les croissances de sels de manganèse, chlorure, nitrate, sulfate, sont remar-

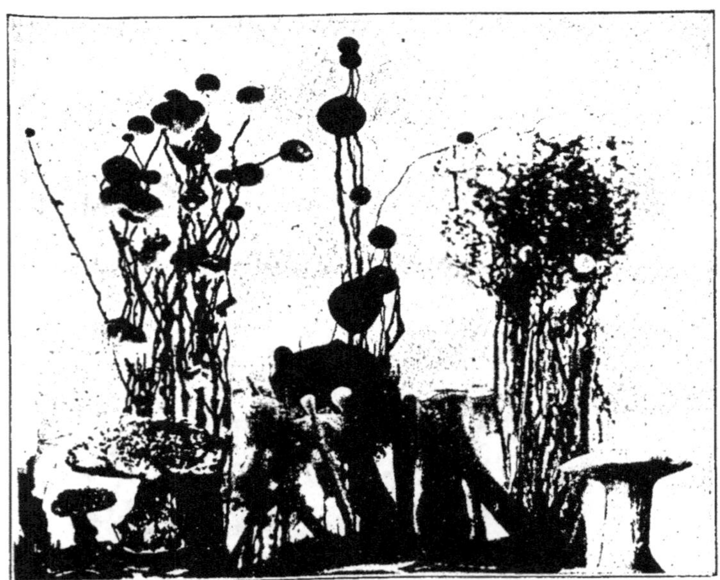

Figure 18
Croissances osmotiques macroscopiques ( Cliché de S. Leduc ).

quables par la couleur. Les organes terminaux, jaune d'or et noir,
sont portés par des tiges blanches. Les champignons artificiels produits dans ces conditions ont un pied blanc, tandis que le chapeau
offre une surface jaune et une face inférieure noire (2).

_______________

(1) Dr. Leduc, *Théorie*, pp. 156 et 157.
(2) Dr. Leduc, *op. cit.* p. 158.

Le Dr. Jules Félix et Herrera ont préparé nombre de "pseudophytes." Le nitrate d'urane dans un silicate alcalin pousse en tiges
cloisonnées, filaments capillaires contournés en vrilles, organes terminaux en cônes variqueux tournés la pointe en l'air. Au contraire,
le chlorure de nickel engendre dans les silicates, des tiges lisses por-
tant des sphères terminales (1). Quant aux croissances microscopi-

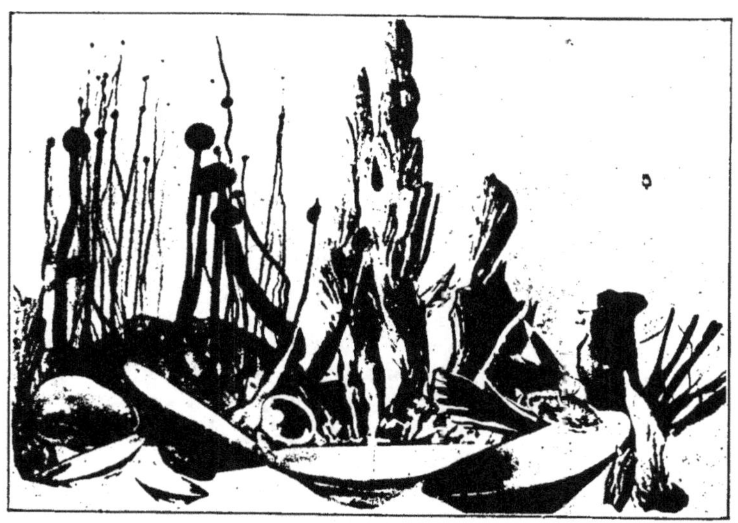

Figure 19

Croissances osmotiques macroscopiques (Cliché de S. Leduc).

ques phytomorphes, elles on été l'objet de longues recherches
de la part de Herrera. L'acétate d'aluminium pulvérisé sur
silicate de potassium alcalinisé produit des vésicules de silicate d'aluminium d'où partent des filaments cloisonnés et anas-
tomosés offrant une ressemblance intégrale avec le thalle de
*Coprinus stercorarius* (Hyménomycète). Le sulfate de aluminium solide sur silicate alcalin dilué imite les conceptacles de
*Capnodium* en pleine fructification (2); le même sel semé dans

---

(1) Herrera, *Registres de laboratoire* de l'Ecole Normale de Mexico.
(2) Herrera, *Notions de biologie*, p. 198, fig. 95.

une solution de silicate alcalin et de carbonate de sodium produit des croissances rappelant les ramifications des cellules rameuses de soutien de l'appareil sporifère de *Bovista* (Gastéromycète). Dans le silicate additionné d'un excès de potasse, on obtient une imitation parfaite du thalle d'*Achlya prolifera* un jour après la germination de la zoospore sur une larve de mouche; les filaments se développent sous le regard de l'observateur. D'autres fois, dans des conditions analogues, il apparaît de remarquables imitations des filaments de spirogyres avec chloroleucites rubannés en spirale et conjugaison des filaments. En pulvérisant du silicate de sodium sur une solution de chlorure de magnésium, on assiste à la genèse de pseudo-desmidiacées, tantôt triangulaires, tantôt en fuseaux renflés et arqués, comme *Closterium*.

Nous avons préparé semblablement de frappantes pseudo-diatomées et desmidiacées en projetant des poussières de nitrate d'argent dans le nucléinate de sodium en solution (1).

Le savant portugais A. d'Almeida Rocha a récemment enrichi la question d'un bel exposé critique et de nombreuses expériences originales (2).

Structure des croissances osmotiques microscopiques.—Pour fixer les idées à ce sujet, nous reprendrons l'exemple que nous avons décrit dans *La Terapéutica moderna* (Tome XXI, 1er. Novembre 1910). Il s'agit des croissances de silicate de fer obtenues en semant des cristallites de sulfate ferreux dans un liquide constitué par 80% d'eau et 20% de silicate de potassium à raison de 28 gr., 2 pour cent parties d'eau distillée. De nombreux pseudopodes transparents poussent en tous sens. Ils sont tantôt cylindriques et lisses, tantôt striés comme les fibres des muscles rouges, ou variqueux comme les vaisseaux lymphatiques. Ces deux dernières structures se produisent quand la pression osmotique interne décroît, par suite de l'interposition de particules solides dans le canal d'épuisement du cristallite générateur, ou de concentration, par évaporation spontanée, du liquide ambiant. Elles annoncent un développement intermittent, fréquent et de faible amplitude (tube strié), ou rare et de grande

---

(1) Albert et Alexandre Mary, *El origen de la vida*, in *La Enseñanza Normal*, 15 Juillet 1910.

(2) A. D'Almeida Rocha, *Morfogénese*, in *Arquivos da Universidade de Lisboa*, Vol. I, 1914.

amplitude (tube variqueux). Le sulfate ferreux dans le carbonate de sodium se prête aux mêmes observations, qui démontrent, outre l'universelle importance de la périodicité dans la création des structures, le rapport de causalité formulé par Herrera entre les formes et leurs pressions et contre-pressions génératrices.

TEXTURE ET RÉACTIONS COLORANTES.—La texture micellaire des membranes osmotiques les rend éminemment propres à l'adsorption et à la rétention des colorantes. C'est ainsi que les cellules artificielles de ce groupe prennent le carmin, le bleu de méthylène et les autres colorants avec la plus grande facilité. Nous avons examiné notamment quarante-sept préparations fixes qui nous ont été adressées par A. L. Herrera. Toutes ces préparations, obtenues en atomisant le chlorure de calcium en solution sur un silicate alcalin, présentent de belles cellules sphériques de 1/100° à 1/10° de millimètre de diamètre, avec membrane, noyau et nucléole. Les unes sont colorées par la safranine, d'autres par le bleu ou le vert de méthylène, certaines par le bleu Borrel. Ces colorations permettent d'apprécier la délicatesse et la complexité structurales des vésicules, dont certaines offrent des faits de bourgeonnement. Une netteté particulière est accusée par les cellules teintes à la safranine, puis incinerées avec précaution. Quelques préparations ont subi une double coloration par la safranine et le vert de méthylène: les noyaux ont gardé la safranine, pendant que la membrane a fortement retenue la vert.

FORMES EMBRYOLOGIQUES ET DÉVELOPPEMENT ONTOGÉNIQUE.—Non seulement les croissances osmotiques retracent des formes multiples d'organismes adultes, mais encore, elles revêtent dans certains cas des morphologies embryoniques dignes d'attention. Herrera relate l'obtention d'une gastrule artificielle avec l'acide oléïque et le carbonate neutre de sodium, les particules d'oléate alcalin se dilatent par absorption d'eau, d'autant plus énergiquement vers la périphérie que les résistances opposées à leur dilatation sont de moins en moins considérables (1).

La série d'observations la plus complète qui ait été publiée sur le développement pseudo-ontogénique des fausses cellules microscopiques est celle que nous avons poursuivie de 1908 à 1910 sur les cytodes de ferrocyanure ferreux. Pour obtenir ces vésicules osmoti-

_______

(1) *Notions générales de biologie et de plasmogénie comparées*, trad. Renaudet. 1906, p. 86.

ques, on sème des cristallites de sulfate ferreux dans une solution faible de ferrocyanure de potassium avec ou sans sulfate d'ammoniaque. Il naît ainsi des cellules rondes, verdâtres, ayant 1/60° à 1/30° de millimètre de diamètre, dont l'activité se traduit par la turgescence, la reproduction par karyokinèse ou par gemmation, et l'émission de pseudopodes simples ou rameux (1). Or, en additionnant à brève échéance le milieu de culture de phosphate de soude, ou bien de silicate alcalin et d'eau de mer, on peut pousser le développement de ces pseudocytodes jusqu'à la forme zoo-embryologique *morula,*

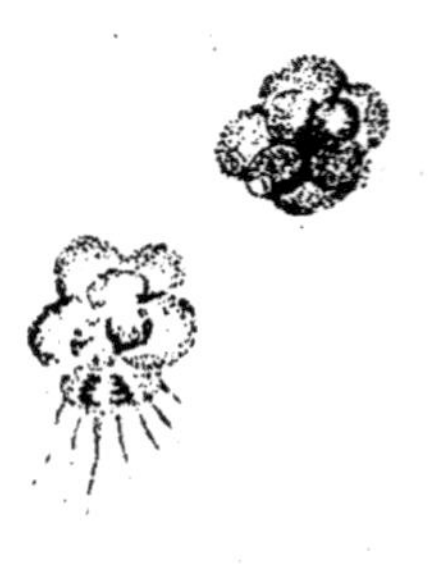

Figure 20

Morulas artificielles (Albert et Alexandre Mary).

colonie des produits du bourgeonnement et de la division endogène des éléments cellulaires initiaux. Si l'on ajoute du chlorure de sodium, de sulfate de magnésium et du bicarbonate de calcium en très faibles quantités, on parvient au stade *Gastrula* (2). En aucun cas, le milieu nourricier ne doit prendre une trop grande concentration, car l'excès de pression osmotique externe amènerait un arrêt de développement des ovules artificiels.

(1) Albert et Alexandre Mary, *Etudes expérimentales sur la génération primitive,* Paris, 1909, pp. 33 à 47.

(2) Albert et Alexandre Mary, *L'oxocytose plasmogénique,* in *Bull. Soc. d'Etudes de l'Oise,* T. V, N° 3, 1909;—*Mem. Soc. Antonio Alzate,* 1910.

EXPÉRIENCES DU DR. ANTONIO LECHA-MARZO, DU DR. T. MAESTRE ET DU PROFR. RODRIGUEZ MÉNDEZ.—Le Dr. Lecha-Marzo, de Madrid, a découvert un grand nombre de morphologies osmotiques qu'il désigne sous le nom de pseudo-germinations des alcaloïdes, des anilines, du sang humain, etc..... Il emploie les alcaloïdes organiques en cristallites. Ses réactifs liquides sont l'acide phospho-molybdique et l'acide phospho-tungstique. Dans ces milieux, la cinchonine, la morphine, le curare, la strychnine, l'aconitine, donnent de belles cellules émettant de longs tubes très fins. L'urée, la tyrosine, la xanthine, la guanidine, la créatine et la créatinine donnent aussi naissance à des pseudo-cellules. Les formes obtenues sont caractéristiques de chaque alcaloïde. Ces derniers étant des poisons, l'étude micrographique de leurs pseudo-cellules osmotiques pourrait être d'une grande utilité en médecine légale (1).

Les globules de phosphore subissent une curieuse métamorphose par l'action du nitrate d'argent. On dissout une minime quantité de phosphore dans quelques centimètres cubes de sulfure de carbone dont on dépose une goutte sur le porte-objet, que l'on recouvre rapidement d'une lamelle; on transporte la préparation sur la platine du microscope, on introduit une goutte de solution de nitrate d'argent, et alors, l'examen microscopique permet d'assiter à la formation de larges pellicules, dans le sein desquelles se développent des pseudo-cellules à prolongements dichotomiques, souvent disposées en série (2). Enfin, les colorants histologiques, violet de gentiane, violets de méthyle et de dahlia, vert de méthyle, bleu de méthyle, bleu polychrome (Unna), bleu d'azur, vésuvine, donnent des pseudo-cellules dans l'acide phospho-tungstique (3).

Herrera se dit "complètement sûr que ces germinations sont dues " à des impuretés accidentelles des réactifs employés." Il cite le cas du vert de méthylène: "J'ai vu, ajoute-t-il, que cette aniline renferme " par vice de préparation des traces de sels solubles de fer ou de

<hr>

(1) Lecha-Marzo, *Microchimia tossicologica; la pseudo germinazione degli alcaloidi*, in *Archivio de Psichiatria*, Vol XXX, fasc. III, 1909.

(2) Lecha-Marzo et Maestre, *Sobre una nueva reacción microquímica del fósforo*, in *Revista clínica de Madrid*, 15 Février 1914.

(3) Lecha-Marzo, *La germinación de los colores de anilina*, in *Gaceta médica catalana* 1909.—Voir aussi, du Dr. Gonzalez Carrascal, *Contribución al estudio de la germinación de los cristales*, Madrid, 1910; et *these* de Doctorat, Université de Madrid, 1913.

"métaux terreux, produisant des tubes ou pseudo-plantes avec les
" acides pospho-molybdique et phospho-tungstique, surtout avec l'aci-
" de picrique et le sang humain, (1). Plus récemment, Herrera nous
faisait connaître qu'il s'agissait, d'après lui, d'impuretés siliciques.
Quoi qu'il en soit, étant donné que les mêmes impuretés, au cas où
l'action morphogène leur serait imputable, auraient mille raisons
d'accompagner habituellement les mêmes réactifs, nous ne pouvons
que souscrire aux déclarations de Lecha-Marzo touchant l'importance micro-chimique et histologique de ses recherches. "Personne, con-
" clut le savant madrilène, ne peut mettre en doute les progrès réali-
" sés dans l'étude de l'anatomie microscopique de nos tissus. On ne
" peut nier tout le parti que la physiologie et la pathologie ont tiré de
" cette étude. Nous n'ignorons pas que les créateurs mêmes de l'his-
" tologie, Cajal, Golgi, Donaggio, Ehrlich et beaucoup d'autres,
" signalèrent fréquemment les précipités, les fausses membranes,
" etc...., faciles à confondre avec les structures naturelles. Mais
" ce que l'on n'a jamais déclaré, et dont on nous laisse la responsa-
" bilité, c'est que par osmose, nos réactifs, les couleurs d'aniline,
" sont capables d'engendrer tout un monde de fausses structures,
" analogues à celles observées dans nos tissus; que non seulement
" les artifices de préparation permettent de voir des cristallisations
" plus ou moins curieuses, des arborisations, des précipités plus ou
"moins disposés en membranes, mais que les couleurs d'aniline peu-
" vent donner l'aspect exact des cellules, des fibrilles, de la matière
" intracellulaire; que nous avons commencé l'étude de la question,
" et que, grâce à de simples expériences, est apparu devant nos yeux
" tout un monde de structures inconnues des histologistes. Des études
" postérieures, l'intervention d'autres chercheurs, élargiront ces ho-
" rizons, et sans nul doute, d'ici peu, à côté de nos traités d'Histo-
" logie, nous écrirons la pseudo-histologie des réactifs, que l'on
" étudiera la première comme un moyen certain d'éviter toute
" erreur" (2).

---

(1) *Importance des coloïdes naturels inorganiques.* in *Mem. Soc. Antonio Alzate*,
T. XXXII, pp. 355 et suiv.

(2) *Nuevas investigaciones sobre las estructuras artificiales*, in *C. R. Soc. española
de Biologia*, Avril 1913.

Des expériences complémentaires de celles de Lecha-Marzo ont été effectuées par T. Maestre, par l'éminent professeur Rodríguez Méndez, de Barcelone, par le Dr. Matteo Carreras, etc....

La convection.—La meilleure représentation purement mécanique des actions morphogènes de la diffusion et de la pression osmotique est donnée par la mise en œuvre de la force élastique des vapeurs au sein d'une masse sirupeuse ou pâteuse en voie de dessiccation rapide. Déjà, M. Besnard avait produit des figures cellu-

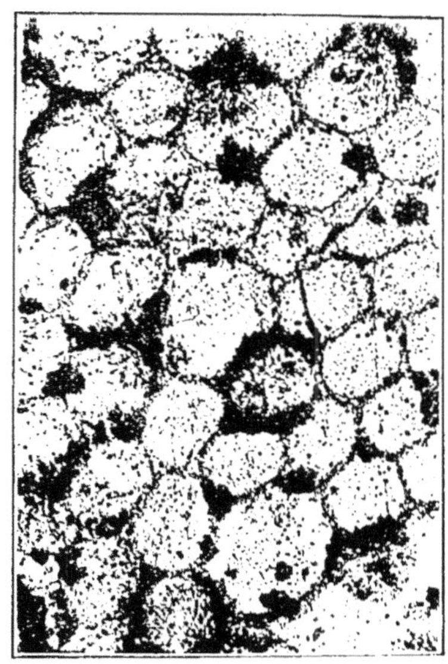

Figure 21

Moulage de bulles de vapeur dans la silice colloïdale (Microphotographie de A. L. Herrera)

laires par convection et avec des bulles de vapeur. Nous avons publié dans *Excelsior* (Tabasco, Mexique), le compte-rendu d'expériences du même genre attestant que l'on peut déterminer, par la seule évaporation rapide d'une solution gommeuse, la genèse, le développement, la multiplication et l'association en tissus polyédriques, des alvéoles cellulaires. De son côté, Herrera a noté de remarquables formations alvéolaires dues au moulage de bulles de vapeur dans les hydrosoles siliciques soumises à l'incinération. Les solutions de silicates alcalins calcinées sur des lames, par suite de l'augmentation périodique de la force élastique de la vapeur d'eau,—périodicité commune à la force de diffusion et à la pression osmotique,—imitent quelquefois la structure des carapaces de diatomées *(Anomœneis, Pinnularia)*. Parfois aussi, une telle calcination donne des aspects d'infusoires, de tissus à éléments nucléés, de squelettes de radiolaires.

Il est entendu que ces créations simplement morphologiques n'ont pas la prétention d'être des essais de génération spontanée. Mais il convient de souligner tout particulièrement l'identité des formes obtenues par l'action de forces mathématiquement et physiquement comparables, et dont l'une, la pression osmotique, s'exerce universellement dans le monde organisé.

# CHAPITRE IV

## Pouvoir morphogène de la cristallisation imparfaite

Sphéro-cristaux.—Les cristaux imparfaits, que nous avons présentés comme intermédiaires entre le cristal et la cellule, ou mieux, comme leur type généraliste, peuvent se présenter isolés ou groupés. Dans cette seconde éventualité, au lieu de former des amas atypiques désordonéus, ils adoptent souvent des plans de groupement observables chez les organismes, et c'est ainsi que naissent encore des figures embryonnaires plasmogéniques.

Dans la silice ou les silicates, les sels métalliques donnent des sphéro-cristaux cocciformes. Les carbonates alcalins, alcalino-terreux et terreux, en voie de cristallisation dans le silicate de soude sirupeux ou dans la silice colloïdale, forment des microbioïdes très petits, souvent réunis en aspects diplococciques et bacillaires, ou suivant plusieurs directions, comme chez les sarcines (1).

Les *"corps de Harting"* sont des sphéro-cristaux, relativement gros, qui nous acheminent vers les formes torulaires et cellulaires. Voici quelques formules permettant une préparation parfaite de ces corpuscules, sans emploi de matières organiques:

| | | |
|---|---|---|
| *a)* | Silice colloïde à 1% .......................... | 24 c. c. |
| | Carbonate de sodium.......................... | 0 gr. 24. |
| | Chlorure de calcium.......................... | 0 gr. 10. |

---

(1) A. L. Herrera, *Sur la vie apparente de corpuscules obtenus par évaporation de solutions de silice et de carbonate de calcium dans de l'eau saturée d'acide carbonique,* in *Mem. Soc. Alzate,* T. XXIX;— et *Fenómenos de vida aparente que se observan en emulsiones de sales calcáreas y silice gelatinosa,* in *Boletin del Comité Nacional Mexicano de la Alianza Científica universal,* T. 1er., Mars. 1908.

*b)* Silice colloïde, bicarbonate de sodium et chlorure de calcium.

*c)* Silice colloïde, fluorure de sodium et chlorure de calcium.

*d)* Silice colloïde et sulfate ferreux.

*e)* Silice colloïde et sulfate de cuivre, etc.....

(C'est principalement à Herrera qu'est due la généralisation de l'emploi de la silice colloïdale).

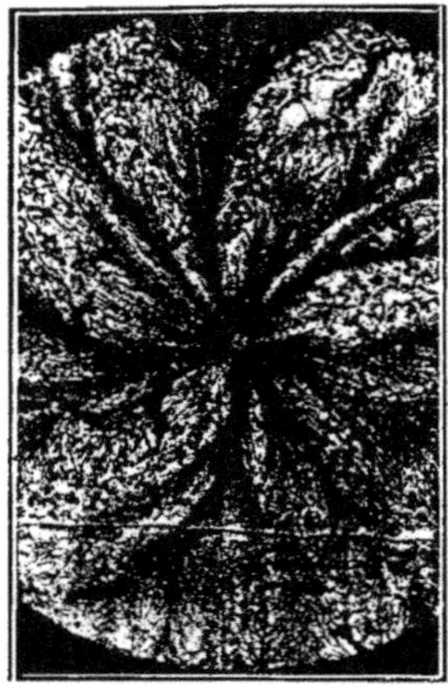

Figure 22

Cristaux spiralés de carbonate de sodium dans la silice colloïde à 1,3% (Microphotographie de A. L. Herrera).

Très développés, les cristaux imparfaits rappellent la structure de la cellule organisée et adoptent les mêmes modalités coloniales. Les expériences de Herrera, fixées par des centaines de microphotographies, sont des preuves palpables de ce que nous avançons. Nous nous arrêterons un instant aux pseudo-blastèmes et pseudo-embryons réalisés par le savant professeur mexicain. A 10 c. c. de silice colloïde à 2%, on adjoint 0 gr. 10 de carbonate ou de phosphate de soude, on mêle et on évapore sur boîtes de Petri et porte-objets, à la température normale. Il se forme progressivement des pseudo-ovules se segmentant, et des agrégats plus complexes représentant des em bryons ichtyodiques de Vertébrés, dotés d'ampoules cérébrales, d'un volumineux ocelle, d'un rudiment de membre antérieur et d'une notocorde bien divisée (1).

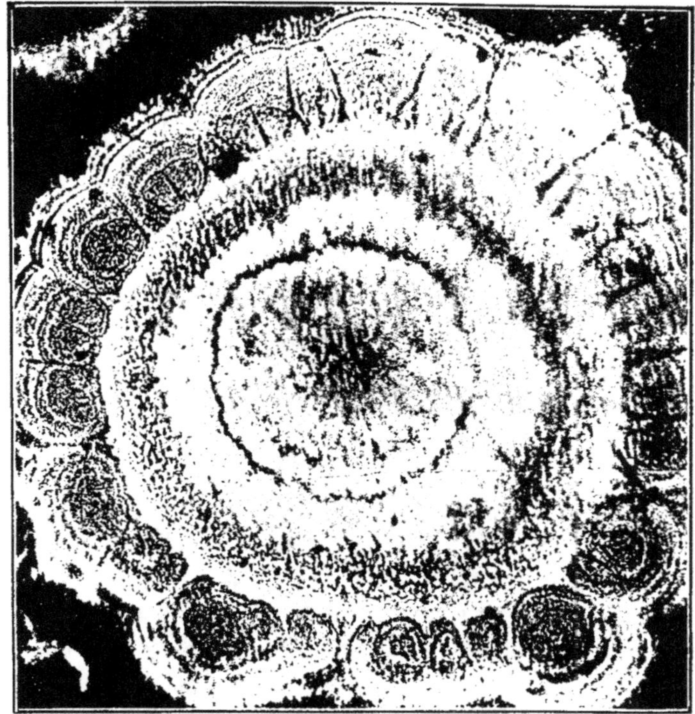

Figure 23

Cristallisation imparfaite, en structures concentriques, des carbonates de potassium et de sodium dans la silice colloïde (× 1.400 diamètres). (Microphotographie de A. L. Herrera).

L'évaporation de complexes d'ovalbumine et de formiate de calcium, ou de silicate de potassium et de formiate de calcium, commencée à l'étuve et terminée à la température normale, fait appa-

___________

(1) A. L. Herrera, *Production artificielle de pseudo-embryons et de pseudo-cellules* in *La Terapéutica moderna*, Tome XXI, N° 2, 15 Décembre 1909.

raître des myriades de corpuscules nuclées semblables aux leucocytes mononucléaires de l'homme (1).

Lorsq'on fait solidifier du phosphate tricalcique dans une solution colloïdale, on obtient des figures analogues à celles présentées par le tissu osseux, formes étoilées, cercles concentriques. Il est évident que les forces moléculaires des sels dans l'osséine doivent influencer la structure du tissu osseux (2). Parallèlement, la perte progressive en eau des tissus de l'embryon, fait bien connu des physiologistes, doit jouer un rôle dans la mise en action de la force de cristallisation des sels inorganiques qui constituent, comme on sait, une part notable des organismes. Les observations précitées de Herrera prennent de la sorte une valeur considérable.

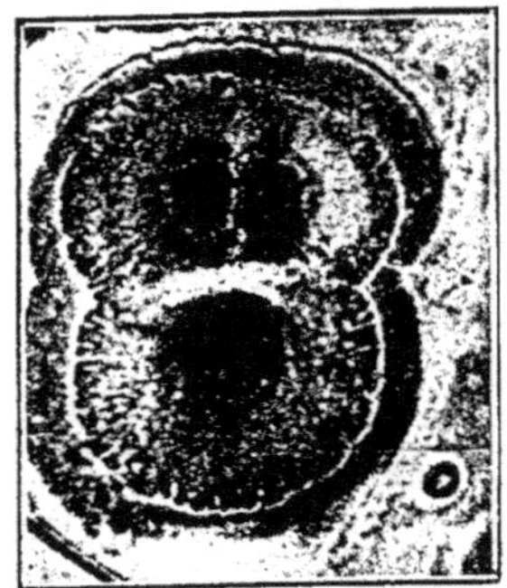

Figure 24

Formes mitosiques: cristallisation imparfaite des carbonates alcalins dans la silice colloïde (Microphotographie de A. L. Herrera).

Eobes et radiobes.—"En 1894," dit le professeur Raphaël Dubois, " par suite de mes idées sur la radioactivité et la vie, je déposai " sur un bouillon gélatineux destiné à la culture des microbes lumi- "neux une parcelle de chlorure de baryum et de radium. Je vis se " produire autour de ce fragment une tache qui formait dans la

_______________

(1) Albert et Alexandre Mary, *Sur la préparation artificielle des leucocytes*, in *Le Médecin*, 31 Octobre 1910.

(2) Dr. Leduc, *La physique moléculaire et la biologie générale*, in *Biologica*, 15 Août 1911, p. 265.

" profondeur une demi-sphère et ressemblait, à s'y méprendre, à une
" culture de microbes ou plutôt de moisissures. A la loupe, on dis-
" tinguait dans cette tache de très fines granulations. Examinées
" au microscope, celles-ci présentaient une forme arrondie et avaient
" l'aspect que prennent dans certains cas les vacuolides, et, chose
" plus curieuse, il y en avait beaucoup qui étaient segmentées en
" deux et en quatre parties, affectant l'apparence des œufs de gre-
" nouille au commencement de la segmentation : d'autres ressem-
" blaient à une morula, stade plus avancé de la segmentation. Très
" petites au début de leur formation, et mobiles, ces granulations
" avaient augmenté de volume en s'éloignant du point de leur forma-
" tion. Ce n'étaient pas des cristaux, et cependant ces corpuscules
" n'étaient pas amorphes, c'est-à-dire sans forme : ils avaient au
" contraire une organisation manifeste, c'étaient des *corps organisés,*
" composés de matières minérales et organiques dans un état par-
" ticulier. Je présentai à la Société de Biologie les résultats de mes
" observations sur les *cultures minérales* et sur la *cytogenèse miné-*
" *rale* au commencement de l'année 1904" (1). Les "*éobes*" (aurore
de la vie) ainsi définis par R. Dubois, ne sont autres que des
cristaux imparfaits identiques à ceux de Harting, de Rainey, de Herrera. Le même rapprochement s'impose pour les *radiobes* de J.
Buttler Burke. A l'inverse de l'opinion de W. Ramsay, l'action
spécifique biogène du radium sur la gélatine est nulle. W. A. D.
Rudge pense que la formation de cellules est due à l'action du
baryum, constituant la majeure partie du sel de radium employé
par Burke, sur les composés sulfurés de la gélatine (2). L'explication
physique semble plus simple : le sel de baryum diffuse, puis cristallise imparfaitement dans le milieu colloïdal.

Expériences de Kuckuck.—Les expériences du Dr. Martin Kuckuck, de Petrograd, marquent un perfectionnement de la technique
de Burke et Dubois. Elles consistent à mettre diffuser des sels de
baryum dans de la gélatine mêlée de diverses substances nutritives
(Les réactifs sont stérilisés à une température élevée). Après quelques heures, apparaissent des cellules susceptibles de croissance et
de reproduction, se groupant fréquemment suivant la forme *morula,*

---

(1) *Discours sur le problème de la création artificielle de l'être vivant* (1907.)
(2) *Proc. Royal Society*, 21 Juin 1906.

et dont certaines colonies (individus de baryum) accusent, en sections microtomiques, une structure intime les rapprochant des organismes extraits des profondeurs de la mer par l'expédition allemande de 1896. La reproduction des cellules de baryum *(baryumcytoden)* se fait par un procédé compliqué qui semble être la karyokinèse. Un globule qui commence à croître montre clairement son noyau. Quelques heures après, apparaît une cloison qui divise le globule dans la région équatoriale; le noyau participe à l'acte de division. Plus tard, les deux hémisphères s'écartent l'un de l'autre jusqu'à ce que, dans la culture en eau marine, ils parviennent à se séparer. On n'a pas observé une seconde division (1).

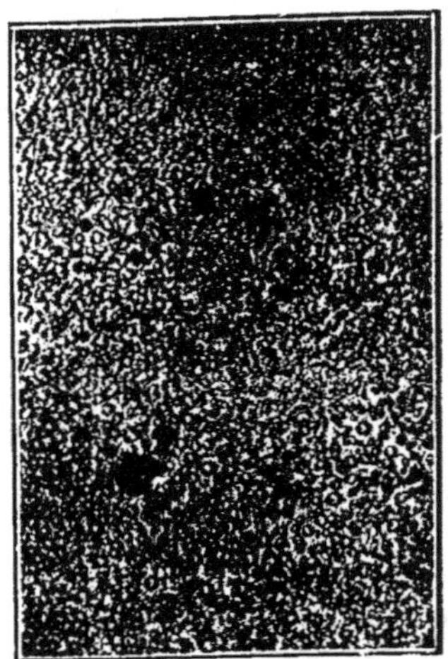

Figure 25

Microbioïdes calciques dans la silice colloïde (Microphotographie de A. L. Herrera).

Préparations fixes de Herrera.—La coloration des cellules obtenues par cristallisation incomplète est particulièrement intéressante avec les sphéro-cristaux résultant, suivant le procédé de Herrera,

---

(1) Dr. M. Kuckuck, *Die Lösung des problems der Urzeugung*, Leipzig, Barth, 1907.—Consulter, du même auteur, le volumineux ouvrage publié en français sous le titre: *L'Univers, être vivant.*

de l'évaporation de soles de silice colloïde contenant des carbonates alcalins. Le complexe suivant donne d'excellentes préparations :

Carbonate de potassium............................................................ 0.5 „
Silice colloïde à 10%.............. ................................................ 10 gr.
Carbonate de sodium.................................................................. 1 „

On soumet à l'évaporation, on fixe par l'alcool à 90° et l'on colore par la rosaniline, la safranine, le picro-carmin, la chlorophylle phéniquée, le violet phéniqué ou le vert brillant. Les résultats sont identiques avec une solution comprenant :

Silicate d'aluminium colloïdal.................................................. 10 gr.
Carbonate de sodium.............................................. .................. 1 „
Carbonate de potassium............................................................ 0.5 „

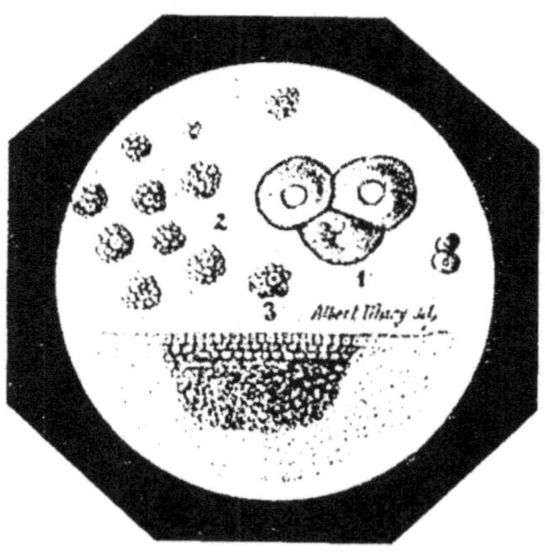


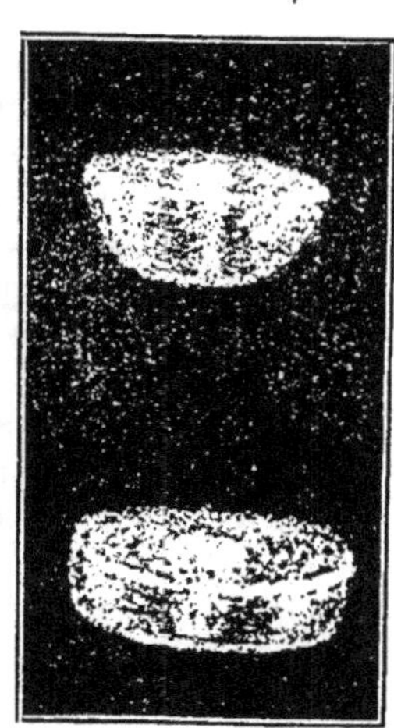

<table>
<tr><td>Figure 26</td><td>Figure 27</td></tr>
<tr><td>Cytodes et colonies de cytodes barytiques<br>(Martin Kuckuck)</td><td>Pseudo-rhizopodes de baryum (Martin<br>Kuckuck)</td></tr>
</table>

Nous avons examiné quatre-vingt-cinq préparations effectuées suivant ces techniques par Herrera lui-même. Au reste, le professeur mexicain a donné d'amples détails sur la question dans plusieurs mémoires, dont les plus documentaires sont intitulés : *Coloración de las celdillas artificiales (Bol. del Comité Mexicano de la Alianza*

*Científica Universal*, T. 1er, N.º 10, Juin 1911, pp. 307 et suiv.) ;— *Sur la coloration des cellules siliciques-salines artificielles (Bull. Soc. d'études hist. et scientifiques de l'Oise*, 1911).

CRISTAUX LIQUIDES.—Si le cristal imparfait doit sa morphologie, sa plasticité et son mode d'activité au colloïde dont il est imprégné, à plus forte raison cette notion doit-elle s'appliquer aux cristaux liquides et aux formes myélinoïdes étudiées par Drumond en 1825, Virchow en 1862, Herrera en 1898, et plus récemment, en même temps que d'une façon plus rigoureuse, par Tamman, Nernst, Lehmann et Vöhrlander. Comme pour les éobes de Dubois, les physiciens se sont trouvés à la fois dans l'impossibilité, et de les ranger parmi les substances amorphes, et de les assimiler aux cristaux parfaits, dont ils s'éloignent par leurs propriétés optiques (1). Lehmann prétend qu'ils représentent un nouvel état de la matière, mais Quincke, Tamman et Nernst les envisagent comme des *émulsions*. "C'est, écrit Herrera, l'explication exacte. On n'obtient pas une " séparation de liquides et de solides par la centrifugation des cris- " taux liquides, mais cela arrive toujours avec les émulsions de " consistance trop ferme..... Quant aux différences optiques entre " les émulsions et les cristaux liquides, elles ne sont pas si profondes " qu'on l'a dit, et j'ai vu les croix à lumière polarisée dans les " cristaux de carbonates terreux *imprégnés de silice*. Or, ces com- " plexes ne sont pas des états nouveaux de la matière..... L'acide " oléïque, qui intervient pour une part si importante dans la for- " mation des cristaux liquides, ne donne pas toujours les formes " myéliniques. Celles-ci se produisent surtout sous l'influence des " carbonates neutres de sodium ou de potassium, qui sont très " solubles, et qui, probablement, donnent des carbonates barytique, " calcique, etc......, au sein de l'acide oléïque. Celui-ci renferme " de l'acide silicique et des traces de sels de baryum, calcium, " etc...... dues au procédé de préparation et à l'origine organique " de cet acide. Un acide oléïque presque pur, préparé par mon ami, " le professeur Ricardo Pérez, et qui fut purifié de toute trace de " sels barytiques et plombiques, ne donna aucune structure myéli- " noïde. Schenk prétend avoir opéré avec des corps absolument purs,

_______________

(1) G. Friedel et F. Grandjean, *Les liquides anisotropes de Lehmann*, in *C. R. Acad. Sc. de Paris*, 25 Juillet 1910.

" mais cette affirmation est contraire aux observations de tous les
" microchimistes" (1).

Les cristaux liquides nés dans les solutions d'oléates alcalins ressemblent de surprenante manière à des organismes. Ils figurent des amibes, des infusoires, des vibrons, des leptothrix, et sont animés de mouvements dus à la contractilité générale ou ciliaire. Ils présentent des phénomènes d'intussusception, d'accroissement, de bourgeonnement, de copulation élémentaire et de mitose. Malheuresement, cette évolution est rapide, et l'extrême délicatesse des parois du cristal est un obstacle à toute évolution ultérieure persistante.

Dans la *Revue Scientifique* (9 Janvier 1909), Paul Gaubert s'est étendu sur les merveilleuses manifestations morphogéniques et dynamiques des cristaux plastiques. Certains éthers de la glycérine présentent, d'après lui, quand l'un des composants est en excès,—glycérine, glycol, acide glycolique, etc....,—soit des masses amiboïdes, soit des bandes parallèles à allongement optique négatif, soit des sphérolites mous, sphériques ou ellipsoïdaux. Ces derniers s'allongent fréquemment dans une direction et peuvent atteindre quarante fois leur diamètre, prenant une apparence vermiforme; ils se déplacent dans la glycérine, le glycol, etc....., s'accroissent par l'extrémité en contact avec la masse du liquide cristallin, se recourbent, s'enroulent, et se bifurquent s'ils rencontrent un obstacle. Des formations plus singulières encore sont données, d'après Lehmann, par l'éther éthylique de l'acide P—azoxycinnamique découvert par Vöhrlander. "Dissous dans la naphtaline monobromée,
" il se dépose parfois des gouttes dans la première ou dans la seconde
" position principale, mais sans rotation. Dans ce dernier cas, il
" existe une ligne obscure allant du centre à la périphérie. De ce
" point où la ligne obscure touche le pourtour, part brusquement un
" filament s'enroulant dans tous les sens et doué d'un mouvement si
" rapide que l'œil a peine à le suivre dans le champ du microscope.
" L'addition à la préparation d'une petite quantité d'azoxyphénétol
" ralentit le mouvement du filament qui peut alors être étudié, et
" qui, à cause de son origine et de ses mouvements, présente de nom-
" breuses particularités de forme. Quelquefois, deux gouttes en con-
" tact s'éloignent rapidement l'une de l'autre, en restant toujours

---

(1) A. L. Herrera, *Sur la vie apparente des corpuscules obtenus par évaporation,* etc......, in *Mem. Soc. Antonio Alzate,* T. XXIX.

"reliées entre elles par ce filament, dont la longueur dépend de la
"nature des substances ajoutées au dissolvant. Quelques-unes de
"ces dernières empêchent même sa formation (phloroglucine, ben-
"zoïne") (1).

La température nécessaire à la "vie apparente" des cristaux liquides est en général beaucoup plus élevée que pour les organismes,
exception faite pour les oléates. A la température normale, la
plupart sont solides, et leurs facultés spéciales ne se manifestent
qu'au-dessus de $+ 100°$ C, dans certaines limites thermiques au-delà
desquelles ils se convertissent en liquides sans trace de double
réfraction.

Sommerfeld a construit un cinématographe spécial pour faire
assister un nombreux public à ces curieuses manifestations (2).

Bactériologie syntiféique.—Etant donné ce que nous savons
des propriétés essentiellement organisatrices des liquides, mélanges
de cristalloïdes et de colloïdes, nous ne devons pas être étonnés des
essais de génération archigonique tentés par certains naturalistes,
et des résultats qu'ils ont obtenus.

Pour quiconque connaît la physique des liquides, il n'est pas douteux que les conclusions positives tirées d'expériences de laboratoire
en faveur de l'archigonie, méritent l'examen le plus attentif et n'ont
que très peu de chose à démêler avec la vieille querelle de la stérilisation. Il est injuste, par exemple, de rejeter les travaux de H.
Charlton Bastian sous le prétexte, aussi spécieux que sommaire, que
les essais de ce naturaliste n'offrent pas les "garanties suffisantes."
Entre autres essais du même genre, Bastian enferme dans des tubes
de verre à base de potasse ou de soude, tirés à la lampe, des solutions
parfaitement filtrées de silicate de soude ou de silice colloïde, avec
phosphate d'ammoniaque et acide phosphorique dilué. Il stérilise
à $135°$ C, pendant vingt minutes, les tubes ainsi préparés, et constate néanmoins, après plusieurs mois, la présence de corpuscules
microscopiques cocciformes, bacillaires et torulaires. Ces corps
augmentent de nombre si l'on inocule avec une goutte de solution
génésique divers milieux chimiques (tartrates ou phosphates), d'ailleurs incapables à eux seuls d'en engendrer. Bastian a exposé ses

---

(1) Gaubert, in *Revue Scientifique*.

(2) *La vida aparente de los cristales líquidos*, in *El Heraldo* (Mexico), 16 Juin
1909. Article anonyme que nous attribuons à Herrera.

longues recherches, dont nous ne pauvons donner ici qu'un aperçu
très incomplet, dans *The nature and origin of living matter* et surtout dans son récent petit ouvrage, dont il existe une traduction
française, sur *The origin of life*. Dans la correspondance très atta-
chante qu'il entretenait avec nous depuis plusieurs années (1911-
1915), le regretté naturaliste anglais déclare qu'il a obtenue des
corpuscules bactériformes se distingant des cristaux microscopiques,

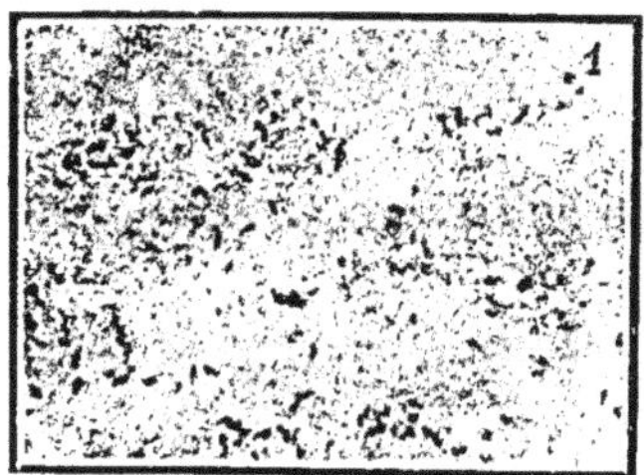

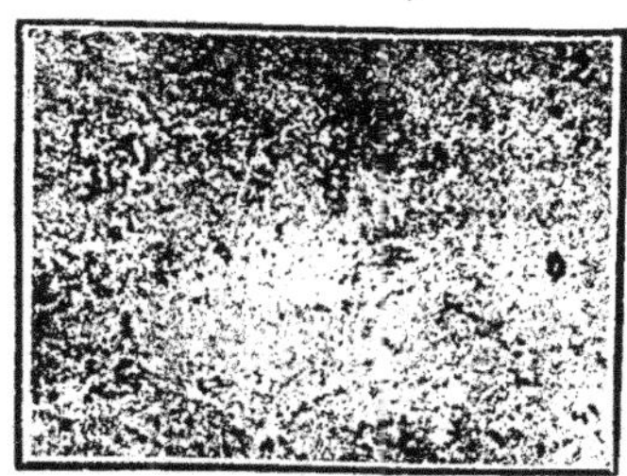

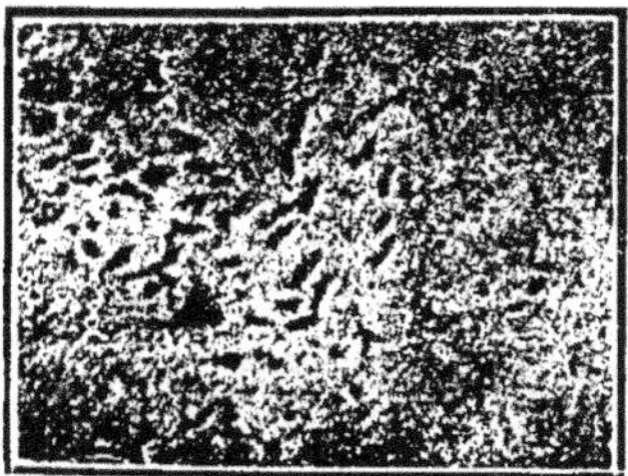

Figure 28

Bactéries synthétiques obtenues dans nos tubes préparés suivant la technique de
H. Charlton Bastian, modifiée. 1 et 2, 1.200 diamètres. 3, 1.800 diamètres.

parfois bactéroïdes, par leur faculté d'augmenter de nombre, de se
cultiver, si l'on veut, étant transportés dans des milieux appropriés.
Malgré l'ostracisme injustifié dont on frappe généralement l'œuvre
de Bastian,—ostracisme que connut pareillement Pasteur avant
d'avoir conquis le peu enviable droit de dogmatiser,—nous avons
tenu à refaire ses manipulations d'après les indications très détaillées
qu'il a bien voulu nous donner ; et, chose que nous regardons comme

très importante au point de vue expérimental, nous avons *étendu ses essais à de nombreux sels minéraux* dont il n'avait point fait usage. Nous avons trouvé des résultats *tout-à-fait analogues aux siens*. Nous avons aussi constaté que la culture des corpuscules ainsi préparés, nulle sur agar, est très apparente dans le bouillon de mamelle de vache peptonisé et sur divers milieux minéraux additionnés de tyrosine (1).

Il importe de bien comprendre les rapports intimes qui unissent le méritoire labeur de Bastian à celui des plasmogénistes. Les observations et les expériences de biologie synthétique jettent en effet une lumière intense sur les processus que ont lieu dans les solutions du célèbre naturaliste de Fairfield et permettent à ces solutions d'engendrer des corpuscules dont la présence ne pourra qu'être un objet de partiales et stériles discussions tant qu'on méconnaîtra le pouvoir morpho-physiogène de l'état colloïdal et des corollaires, la précipitation et la cristallisation imparfaite (2).

Des recherches micrographiques dans l'eau des étangs argileux de l'Italienne (à Saint-Paul, près Beauvais) nous ayant fait découvrir des myriades de corpuscules bactériformes non décrits par les bactériologistes et semblables à ceux de Bastian, nous en avons cherché l'origine dans un phénomène physico-chimique, et l'expérience nous a donné raison. Nous avons soumis à cinq minutes d'ébullition, dans 100 c. c. d'eau distillée, 16 gr. d'argile plastique rouge recueillie aux abords desdits étangs; le liquide, riche en silicates et en silice, a été filtré cinq fois, puis, à des prises de 10 c. c. chacune, on a ajouté respectivement quatre gouttes de divers acides: azotique, chlorydrique, sulfurique, etc..... Après stérilisation, nous avons vu, au microscope, que le léger sédiment déposé dans chaque flacon se résolvait en des myriades de corps bactéroïdes dus à la précipitation de la silice colloïde et des silicates insolubles, et colorables à chaud par les couleurs d'aniline.

---

(1) Albert et Alexandre Mary, *Nouvelles études expérimentales sur la génération primitive*, in *Le Médecin* des 31 Octobre 1913 et 15 Janvier 1914;—et *La bacteriogénesis en medios minerales*, in *Revista de Higiene y de Tuberculosis*, 30 Juin 1915.

(2) Moore a obtenu des dépôts semi-organisés avec la silice colloïde. Herrera a combattu les travaux de Bastian, auquel il reproche d'avoir négligé les précautions bactériologiques.

L'une des conquêtes les plus importantes de la bactériologie synthétique est notre *synthèse du bacille de Koch*, dont le retentissement a été considérable

Les amas de "bacilles" des cultures simulent l'aspect des précipités de silice colloïde ou de sels insolubles formés par double décomposition. L'aspect en "cosse de haricot" et la "structure vacuolaire" du *bacillus tuberculosis* sont dus à sa nature *coloniale:* en d'autres termes, le "bacille de Koch" n'est pas une unité, mais un groupement linéaire plus ou moins lâche d'éléments sphériques, micellaires, en nombre variable.

Nous avons répété et varié, du mois de Novembre 1911 au mois d'Avril 1912, des essais qui prouvent que, conformément à ces analogies, le "bacille" de Koch est un produit de précipitation imputable à la réaction virulente sur le milieu ambiant. On obtient instantanément un nuage de ces soi-disant bactéries en déposant des gouttes de tuberculine dans le glycérophosphate de soude, milieu de culture habituellement employé. Les corpuscules artificiels offrent les mêmes difficultés de coloration et la même acido-résistance que les bacilles de Koch. Les vieilles cultures de "bacilles" artificiels nous ont montré une multitude de tagmas isolés, décollés les uns des autres, également acido-résistants, ressemblant à de petits staphylocoques: telle est l'essence réelle des fameux "corps de Much," dans lesquels certains bactériologistes voulaient voir une forme distincte du "bacille" de Koch, tandis que d'autres les prenaient pour des spores (1).

De ces observations et d'autres expériences ultérieures, nous avons pu conclure les propositions suivants:

1.º Le bacille de Koch est un groupement moniliforme de micelles ou tagmas plus ou moins étroitement unis par la coalescence, depuis la forme granuleuse jusqu'à la forme homogène;

2.º Ces micelles sont dues à un phénomène secondaire de précipitation;

3.º La genèse artificielle des bacilles tuberculeux se réalise *in vitro*, soit en mettant en présence la tuberculine et le glycérophos-

---

(1) Albert et Alexandre Mary, *Synthèse du bacille de Koch*, Paris, Rousset, 1913.

phate de soude, soit en faisant agir les acides biliaires sur l'ovalbumine ou la sérine (1) ;

4.° Cette nature insoupçonnée du soi-disant bacille de R. Koch écarte, en ce qui le concerne, toute question de spécificité intrinsèque ; il ne peut agir qu'en se faisant le *véhicule passif* des virus dont il est physiquement imprégné ;

5.° L'action immédiate des toxines tuberculeuses (sans bacilles) préside essentiellement à l'étiologie de la tuberculose, qui paraît n'être, tout au moins dans beaucoup de cas, qu'une affection endogène d'auto-intoxication.

En vain a-t-on mis en avant, à l'appui de la prétendue nature cryptogamique des bacilles de la tuberculose, leur polymorphisme apparent. Ne les voit-on pas, successivement ou suivant les cas, en cocci, diplococci, zooglées (tuberculose de Malassez), bacilles, groupements mycosiques ? en réalité, ces formes multiples ne sont, comme bien on pense, que des modes différents d'aggrégation d'un genre unique de corpuscules sphériques dans lesquels on a décelé la présence de la silice. Il ne s'agit en aucune façon d'un polymorphisme *réel*, ce terme étant défini l'existence synchronique de plusieurs aspects dissemblables d'une même espèce, à la faveur d'adaptations individuelles divergentes, d'une génération irrégulière ou d'une ontogénie complexe. Or, le polymorphisme réel pourrait seul, à la rigueur, être regardé comme un caractère zoïque ou phytique ; encore se recontre-t-il dans le règne minéral (2).

Le bacille de Koch synthétique cultive sur glycérophosphate de soude et sur pomme de terre glycérinée (3).

La synthèse bactériologique ne s'arrêtera vraisemblablement pas à ces résultats. Quel que soit l'intérêt considérable de ces expériences, nous pensons qu'elles marquent seulement les premiers pas dans une voie donnant accès à toute une *terra incognita* féconde en spéculations philosophiques et en applications médicales.

---

(1) Albert et Alexandre Mary, divers articles dans *Le Médecin* (1912-1914), reproduits et commentés dans de nombreux périodiques médicaux étrangers.—Alexandre Mary, *La synthèse bacillaire sans tuberculine*, in *Revue Internationale de la Tuberculose*, Vol. XXV, N.º 6 (Juin 1914).

(2) Albert et Alexandre Mary, *Sur le «bacille» de R. Koch*, in *Boletín de Ciencias médicas*, T. III, N.º 5, Novembre 1912.

(3) Albert et Alexandre Mary, *Sobre el cultivo del bacilo de Koch sintético*, in *La Semana médica* du 20 Février 1913 (avec une note de Victor Delfino).—Voir aussi : Albert et Alexandre Mary, *La synthèse du bacille de Koch*, in *Revue internationale de la Tuberculose*, Vol. XXV, N.º 4, Avril 1914.

# LIVRE III

# PHYSIOGENESE

## CHAPITRE Ier.

### Fonctions générales des organismes artificielles

Nutrition des croissances osmotiques.—On affirme habituellement que les croissances osmotiques n'exercent point les fonctions de
nutrition. C'est une grave erreur. La destruction et l'assimilation
fonctionnelles sont des phénomènes absolument généraux; dès 1905,
dans le Tome II de notre ouvrage *Evolution et Transformisme,* nous
avons démontré que les précipités de double décomposition sont le
siège d'un véritable "tourbillon vital," dans lequel le sel soluble
résiduaire figure les *excreta.* Chez le précipité *organisé* (croissance
osmotique), il y a, de plus, augmentation du volume de la vésicule
en activité.

Assurément, si l'on fait la tare d'une éprouvette hermétiquement
close, au début et à la fin du développement de la croissance osmotique qu'elle renferme, on ne trouve aucune différence de poids.
Mais il serait sophistique d'en conclure, comme on l'a fait, que la
croisssance osmotique n'a pas changé de masse. Si l'on enfermait
sous une cloche *absolument étanche* une graine végétale semée sur
de la terre humide, on assisterait au développement de cette graine
aux dépens des corps empruntés à la terre et à l'air, et pourtant,
il n'en résulterait aucune variation dans le poids global du système.

Le seul moyen de se rendre compte de l'accroissement de la jeune plante serait de peser d'abord la graine isolée, puis la plante également isolée de son milieu nourricier. De même, le formidable chiffre d'accroissement d'une végétation osmotique n'est donné que par la différence entre le poids initial du cristal solide jeté dans la solution réagissante et celui de la croissance parvenue à son complet développement, mais également séparée de tout élément étranger.

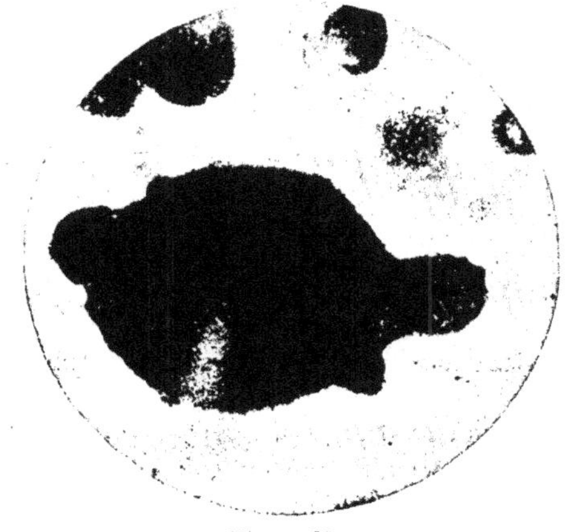

Figure 29

Pseudo cytodes de silicate de fer, en voie de bourgeonnement (Microphotographie de A. L. Herrera).

Le "choix" que fait l'organisme, parmi les composants de son ambiance, de ceux de ces éléments qui sont conformes à sa nature chimique, ne peut être regardé comme un caractère distinctif entre l'organique et l'inorganique. Si l'on introduit trois cristaux,—alun, chlorure de sodium et azotate de sodium,—dans une solution saturée à la fois de ces trois sels, chacun d'eux, selon sa nature, s'appropriera la matière que lui convient et laissera les deux autres (1). Il est clair que chaque corps, avec sa morphologie moléculaire propre, ne peut engendrer un édifice morphologique collectif stable qu'en s'adjoig-

---

(1) A. Gautier, *La Chimie de la cellule vivante*, p. 71.

nant des matériaux de même forme. Question d'engrenage dont les dents doivent être semblables pour s'emboîter les unes dans les autres.

Mutabilité.—Quand on change un organisme de milieu, il ne périt pas forcément; dans le plus grand nombre de cas, il voit ses caractères se modifier, il *s'adapte,* et poursuit son évolution. Des faits homologues s'observent chez les organismes artificiels. Une croissance osmotique provenant d'un cristal de ferrocyanure de potassium plongé dans une solution de sulfate ferreux, enlevée de cette solution avant son complet développement et baignée dans une solution de sulfate de cuivre, continue à croître; mais les nouvelles pousses sont constituées, non plus comme les premières par un ferrocyanure ferreux verdâtre, mais par un ferrocyanure de cuivre brun.

Reviviscence.—Si l'on laisse se dessécher, avant l'épuisement complet du cristallite générateur, une cellule artificielle de silicate de fer (sulfate ferreux dans le silicate de potassium), et qu'on la replonge, après un laps de temps indéterminé, dans son milieu nourricier, le cours des échanges interrompus reprend normalement, de même que l'on peut suspendre et réveiller l'activité vitale chez les rotifères soumises à des alternatives de sécheresse et d'humidité (1).

Déchirement de la membrane cellulaire.— La couche externe de la membrane de la cellule végétale peut se cutiniser, tandis que la couche moyenne se gélifie et devient apte à attirer l'eau du dehors. Fortement gonflée par cette absorption de liquide, la couche moyenne déchire la cuticule périphérique et la rejette, soit en entier, soit en un plus ou moins grand nombre de tronçons qui se contractent sur eux-mêmes. Ce processus a été étudié par Reinke chez les algues, notamment *Schizochlamys gelatinosa,* et signalé par Van Tieghem et d'autres auteurs en ce qui concerne les grains de pollen d'If, de Cyprès, de Thuia, et autres Cônifères, les poils glanduleux du pédicelle du Chanvre, etc..... (Cf. Van Tieghem, *Traité de Botanique,* 1884, p. 573).

Les pseudo-cellules de ferrocyanure d'argent préparés en semant

_______________

(1) Albert et Alexandre Mary, *Observations microscopiques sur les croissances osmotiques des silicates alcalins,* in *La Terapéutica moderna,* T. XXI, N.º 23, 1er. Novembre 1910.

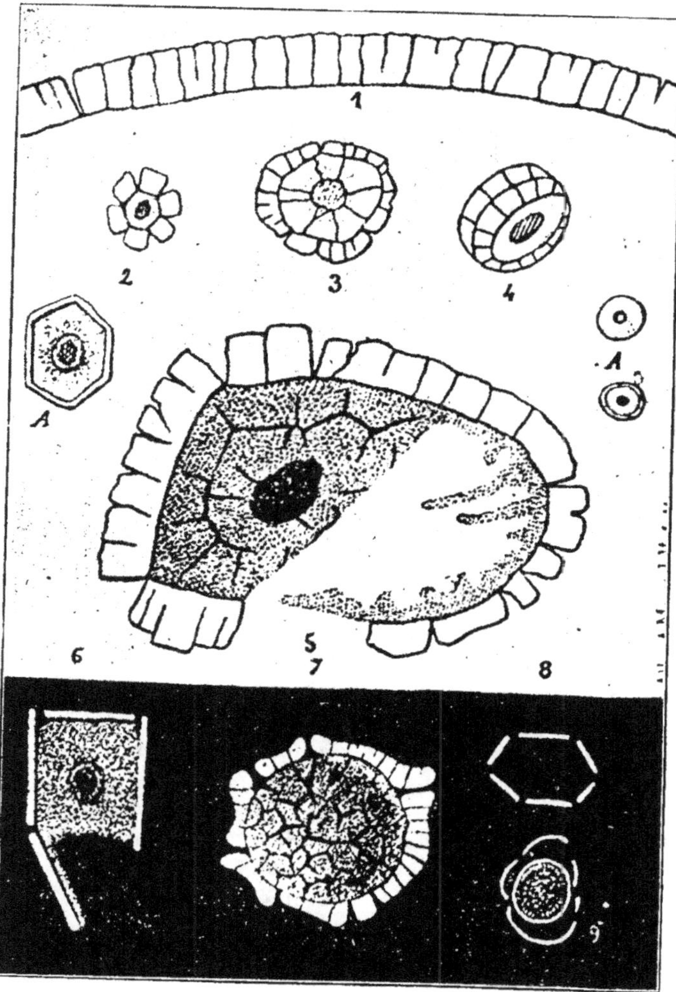

Figure 30

1 à 8, imitation du phénomène de déchirement de la couche externe de la membrane cellulaire. 9, *Schizochlamys gelatinosa*, pour la comparaison (Albert et Alexandre Mary).

des poussières d'azotate d'argent dans une solution de ferrocyanure de potassium formée de 20% de solution saturée et de 80% d'eau distillée, manifestent des phénomènes semblables dus à un mécanisme analogue. Les membranes précipitées de ferrocyanure d'argent acquièrent une épaisseur relativement considérable, qui peut excéder le quart du rayon des cellules, alors que les membranes de silicates et de ferrocyanures égalent au plus 1/40$^e$ à 1/20$^o$ du rayon. En outre, elles s'indurent et perdent rapidement toute extensibilité. A raison de la persistance de la fonction osmotique, la turgescence interne exerce une poussée centrifuge de plus en plus intense sur la face intérieure des membranes. D'où fendillement, puis fractionnement de ces dernières, dont les segments, doués d'une certaine élasticité, s'incurvent tangentiellement à la masse plasmatique des cytodes artificiels (1).

PHÉNOMÈNES DIVERS ET MÉTABOLISME RÉGRESSIF.—En mélangeant à proportions égales deux gouttes, l'une d'ovalbumine non dialysée, l'autre de silicate de potassium sirupeux avec très peu de silice, nous avons obtenu la coagulation de l'albumine. Le gel, grossi de 150 à 400 fois en diamètre, présente dès le début une structure largement vacuolaire. Quand la préparation commence à se dessécher, chaque alvéole, qui a grossi en raison directe de la gélification croissante du complexe et de la condensation du gel, est constitué par une cavité sphéroïdale remplie de silicate et silice en solution,—sorte de suc cellulaire,—et limitée par une couche membraneuse bien différenciée. Il existe fréquemment un noyau. Certains alvéoles ont bourgeonné, le retrait du gel albumineux remplissant un rôle générateur indentique à celui que jouerait une augmentation progressive de la pression osmotique du liquide vacuolaire. Abaissez l'eau d'un lac ou soulevez-en la rive d'une égale hauteur, la modification de la berge sera la même: la différence de pression n'est qu'une différence de potentiel, comparable à une différence de niveau.

En expérimentant sur une plus grande échelle, nous avons acquis de nouvelles données sur l'importance et l'intérêt des faits observés.

---

(1) Albert et Alexandre Mary, *Sur l'imitation du phénomène de déchirement de la couche externe de la membrane cellulaire*, in *La Terapéutica moderna*, T. XXII, N° 18, 1911.

Nous avons mêlé sans agitation, dans un petit cristallisoir stérilisé de 3 centimètres de rayon, et en quantités sensiblement égales, de façon à former une épaisseur de 0m013, une pseudo-solution aqueuse d'ovalbumine non dialysée et une solution sirupeuse de silicate de potasium renfermant un peu de silice colloïde grâce à une courte exposition à l'anhydride carbonique. Le récipient a été immédiatement et hermétiquement clos au moyen d'une vitre. La coagulation partielle s'est produite, et en moins de trois jours, les cellules artificielles sont apparues par myriades sur tous les points où la coagulation a eu lieu. Elles ont bourgeonné et grossi au point de devenir, à la fin du cinquième jour, bien visibles à l'œil nu. Le sixième jour, beaucoup atteignaient ¾ de millimètre de diamètre. Le neuvième jour, un certain nombre avaient un millimètre de diamètre. Après vingt-six jours, nous avons prélevé des coupes fines du coagulum et monté plusieurs préparations colorées à la fuchsine ou au carmin. Seulement alors, la merveilleuse diversité des structures s'est entièrement révélée. Le magma albumineux s'est coloré, il est vrai, mais la couche membraneuse des pseudo-cellules a retenu les réactifs avec plus d'énergie, et est demeurée très distincte. Elle mesurait en moyenne ⅙e du rayon des alvéoles. Certaines cellules paraissaient entièrement vides, le liquide interne s'étant évaporé. D'autres portaient en leur centre un noyau sphérique fortement coloré, parfois pourvu d'un nucléole. Dans quelques-unes, de nombreuses petites masses nucléaires étaient dispersées, un peu comme chez *Opalina ranarum*, infusoire endoparasite multinucléé de la grenouille. Le noyau consistait parfois aussi en un cumulus central mal délimité, en une couronne, ou en une formation rubannée ou réticulée occupant la majeure partie de l'alvéole, non sans quelque analogie avec filaments chromatiques de la cellule-mère adulte du pollen de *Tradescantia virginica*. Enfin, quelques cellules artificielles étaient dépourvues de noyau, mais leur plasma formait, autour du centre vide, une ou plusieurs zônes successives de plus en plus colorées du centre à la périphérie. En somme, les phénomènes d'altération semblaient dominer, et de même que chez *Saccharomyces*, *Hæmatococcus*, etc....., soumis au métabolisme destructif, la dénutrition des cellules artificielles était dans quelques cas accompagnée d'une ébauche de multiplication élémentaire par cloisonnement.

Ces études consacrent une fois de plus, pensons-nous, l'imitation plasmogénique intégrale de la vie organique, avec ses phénomènes d'accroissement, de reproduction en série, de différenciation structurale et d'altération (1).

Mouvements browniens.—Les granulations internes des leucocytes, celles du sérum des insectes, de la sève, de la fovilla ; les globulins du pus, etc...., sont affectés d'un tremblottement très vif, oscillation ou tournoiement, souvent accompagné d'une véritable translation. Les microbes naturels et artificiels présentent aussi ce mode d'activité, découvert par R. Brown et dénommé *mouvement brownien*. Herrera rappelle, dans un récent exposé de ses *Recherches de Plasmogénie* (2), que nous avons observé des mouvements browniens dus aux "monadiens ;" nous avons en effet signalé, dans nos *Révélations du microscope* (3), que "le protoplasma de *Fucus vesi-* "*culosus* macéré dans l'eau marine se dissocie en monades incolores " (micelles ou microzymas) qui se réunissent à la surface du liquide "en une pellicule transparente où règne la plus vive animation " (brownienne)." De telles observations sont courantes dans l'étude des infusions, nous nous en sommes rendus compte par de nouvelles investigations, en commun avec Aristide Pratelle, sur le plankton du litoral de l'archipel Anglo-normand (4). *Toutes les particules colloïdales fines sont browniennes.* Et il ressort des observations de A. L. Herrera (5) et nous (6), que beaucoup de liquides tinant en suspension des particules non colloïdales, petits cristaux de plâtre, poussières de charbon, etc...., ne sont animés de l'oscillation brownienne qu'à la faveur d'un nombre plus ou moins grand de corpuscules colloïdes ultra-microscopiques déplaçant les objets plus volumineux auxquels ils adhèrent. Antoine Béchamp avait décrit dès 1867 la trépidation des corpuscules de la craie *(microzyma cre-*

---

(1) Albert et Alexandre Mary, *Sur certaines structures artificielles d'albumine coagulée*, in *Boletin de Ciencias médicas*, T. II, N.º 4, Octobre 1911.

(2) In *Archives de Plasmologie générale*, T. I, fasc. I, 1912, p. 109.

(3) In *La Société Nouvelle*, revue internationale, Août. 1911.

(4) Un exposé de ces recherches a été communiqué verbalement par Aristide Pratelle au Congrès du Hâvre (1914) de l'Association française pour l'avancement des sciences.

(5) *Los movimientos brownianos se deben a micro-organismos* in *La Terapéutica Moderna*, 1er Avril 1912.

(6) *Nouveaux aperçus sur la vie élémentaire*, in *Les Annales du Progrès*, N.º 36, Juillet 1913.

*tae)*. Il attribuait cette activité à la présence, pour lui hypothétique, mais ultérieurement confirmée par de Folin et Stanislas Meunier, d'une matière organique albuminoïde dans les calcaires (1). Mais le carbonate de chaux obtenu par précipitation chimique, de même que les précipités de double décomposition les plus variés, offrent, pourvu qu'ils ne forment pas un coagulum continu, le même phénomène cinétique (2). La conclusion de Herrera touchant la nature bactérienne des corpuscules browniens n'est donc pas justifiée par l'ensemble des observations (3). C'est aussi illégitimement que Macé prétend séparer des autres mouvements browniens ceux des corpuscules infiniment petits classés, souvent à tort selon nous, dans la famille végétale des bactériacées. En effet, Macé affirme, à la page 31 de sa *Bactériologie,* qu'on distingue les mouvements browniens "biologiques" des mouvements browniens "physiques" au moyen de l'alcool, de l'acide osmique, etc....., qui paralysent les premiers. Mais à la page 68, il reconnaît que l'alcool n'a qu'une action faible et incertaine. A. F. Rangel a rencontré de ces soi-disant bactériacées dans l'acide sulfurique concentré! Et d'autre part, les agglutinants arrêtent le mouvement des tagmas précipités, bien que d'une façon très inégale, suivant les corps.

Pour Aristide Pratelle et pour nous, la motilité brownienne est affaire *d'état colloïdal*. Elle n'est pas la conséquence d'une passivité qui ferait des objets très petits le jouet d'un cinétisme quelconque du milieu liquide, mais la résultante différentielle et rythmique de deux séries de forces capillaires, les unes nées vers la limite de l'ambiance, les autres vers celle du corpuscule actif. C'est, si l'on veut, une motilité *induite,* une réaction, souvent non entravée par des doses courantes d'antiseptiques, et toujours arrêtée à plus ou moins brève échéance par les déshydratants énergiques, les destructeurs de colloïdes organiques de constitution, les coagulants qui groupent

---

(1) Antoine Béchamp, *La circulation du carbone dans la Nature.*

(2) Albert et Alexandre Mary, *article cité*, p. 6.

(3) Voir Herrera, *Mém. Société Alzate*, 1913–1915;—*Bulletin N? 2, Laboratoire de Plasmogénie*, 1915: *Micrococcus brownianus.* Herrera soutient que le mouvement brownien est dû au *Micrococcus brownianus*, dont il déclare avoir vu les cils (8.000 diam.) et qui résiste à la *chaleur rouge*. Cette résistance même démontre, à notre avis, qu'il s'agit simplement de micelles minérales. (*Note des auteurs*).

les micelles en amas coalescents dont les motilités élémentaires sont paralysées par leurs orientations contraires (1).

Motilité générale.—Les lignes de force des courants osmotiques peuvent être considérées comme autant d'énergies ayant le centre de l'élément pour point d'application commun, et dont la direction se confond avec celle d'un nombre indéfini de rayons. Lorsqu'il y a plusieurs éléments groupés, il ne faut plus considérer seulement les activités élémentaires; des résultantes interviennent conformément aux lois plus simples de la mécanique. Et tandis qu'un grand nombre de forces forment des couples opposés dont l'action cinétique est nulle, d'autres forces s'additionnent en intensité tout en conservant leur direction première, ou se combinent selon des séries plus ou moins complexes de parallélogrammes.

Avant d'exposer les faits de motilité générale synthétique, il convient de rappeler que certains mouvements des organismes inférieurs ne rentrent nullement dans la catégorie de ceux qu'on appelle habituellement *spontanés,* et peuvent être provoqués par de simples actions physiques du milieu. Tels infusiores qui se déplacent avec des vitesses surprenantes sont simplement véhiculés par des bulles d'air très petites auxquelles ils adhèrent, et qui sont elles-mêmes entraînées par de microscopiques courants de la masse liquide.

Même chose pour les mouvements amiboïdes des leucocytes. "On "voit, il est vrai, ces mouvements se produire sous le champ du "microscope. Mais ne voit-on pas également des hématies se dé- "placer? des granulations de toute sorte courir d'un point à un "autre? Va-t-on dire que ces corps ont aussi la propriété de se "mouvoir?—Non; on sait que ces déplacements sont le fait de cou- "rants qui s'établissent dans les liquides de la préparation par "suite de l'évaporation qui se produit sur les rebords de cette der- "nière. Les leucocytes, eux aussi, sont entraînés par ces courants, "et, suivant qu'une partie de leur surface est plus ou moins adhé- "rente aux lamelles de verre entre lesquelles ils se trouvent, ils "prennent telle ou telle forme..... Du reste, M. Ranvier nous "apprend que lorsqu'on met de la paraffine autour des bords des "préparations, les courants s'arrêtant, ces mouvements amiboïdes "cessent" (2).

---

(1) Albert et Alexandre Mary, *loc. cit.,* p. 7.

(2) Dr. L. Garrigue, *Maladies microbiennes,* Paris, J. B. Baillière, 1902, pp. 25 et 26. Cette explication est fausse. (H.)

Beaucoup de liquides plasmogéniques sont le siège de mouvements très actifs. Des courants tourbillonnaires intenses, accompagnés de contractions, se manifestent dans tout mélange récent d'alcool et d'eau ou de solutions aqueuses. Une goutte de teinture de fuchsine en diffusion dans le silicate de potasse, laisse des lacunes ou intervalles du bord desquels se détachent des globules arrondis limités

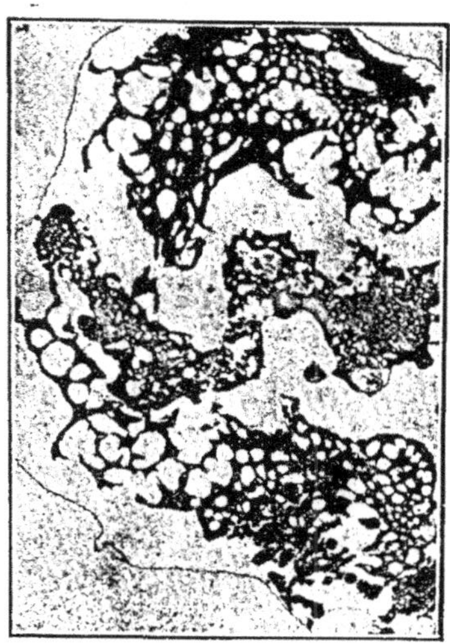

Figure 31

Réseau vacuolaire d'une amibe artificielle en mouvement (complexe d'huile chloroformée, de potasse et de chlorure de sodium). (Photographie de A. L. Herrera.)

par une membrane physique et pleins de granulations de fuchsine ; ces globules nagent dans les lacunes par une sorte de contractilité générale due à la combinaison des tourbillons internes avec les courants du liquide lacunaire (1).

Le camphre pulvérisé dans l'eau, les résines dissoutes dans l'éther méthylique, réalisent des mouvements généraux comparables au tourbillonnement des infusoires (2). Si l'on emplit une capsule de

___

(1) Albert et Alexandre Mary, *Mém. Société Alzate*, T. XXIX, p. 241.
(2) Herrera, *note inédite*.

gélatine d'alcool absolu, qu'on la perfore en divers points avec une aiguille portée au rouge, et qu'on la place ensuite dans un vase plein d'eau, la sortie de l'alcool par les orifices produit des courants de diffusion à la faveur desquels la capsule se meut à la façon d'un infusoire (1).

Une goutte d'éther dans une solution de silicate alcalin se déplace à la manière d'une amibe (2).

*L'amibe mercurielle de Beilstein* est affectée de mouvements très vifs, dans des conditions qui montrent le rôle des phénomènes ambiants dans la production de ces mouvements. On la prépare comme suit. On place une gouttelette de mercure sur un verre de montre. On verse par dessus, de façon à la recouvrir entièrement, un peu d'acide azotique au dixième, dans lequel on laisse ensuite tomber un petit cristal de bichromate de potassium. L'acide azotique attaque le bichromate et il se forme de l'acide chromique; celui-ci diffuse dans la solution au dixième, et il en résulte, au niveau de contact de cette solution avec le mercure, des modifications de tension superficielle qui font que la gouttelette ne subit plus des actions de même intensité sur toute sa périphérie; elle doit forcément éprouver des déformations qui dureront tant que se fera la diffusion d'acide chromique libéré. Et l'on voit la gouttelette de mercure opérer des mouvements analogues à ceux de l'amibe qui s'étire sous le microscope (3).

Herrera reproduit l'activité des êtres inférieurs à l'aide de gouttes d'hydrate chromique additionnées d'eau et d'acide nitrique au dixième et déposées sur le mercure. Des diffusions rapides du noyau vers la périphérie, activées par l'absorption de l'acide chromique-azotique par le mercure, produisent un monde merveilleux d'amibes et de plasmodies rampant, se contractant, produisant des pseudopodes. Limités dans des boîtes de Petri, ces "hydrosomes" ressemblent à des cellules, avec nucleus, cordons protoplasmiques et vacuoles. On observe des faits du même genre avec des gouttes de collodion dilué dans l'alcool absolu et déposées sur l'eau distillé (4).

---

(1) Herrera, *La Terapéutica Moderna*, 15 Février 1912.
(2) Herrera, *Notions de biologie*, p. 202.
(3) Albert Jacquemin, *La matière vivante et la vie*, 1910, pp. !85 et suiv.
(4) Voir Herrera, *Boletín de estudios biológicos*, T. I, N° 3.

Les productions osmotiques ne sont pas toutes fixes comme celles des silicates. Celles qui croissent dans les solutions de carbonates et phosphates tribasiques alcalins, fixes dans leur jeune âge, deviennent ensuite libres et nageantes. Elles se déplacent alors sous l'influence des causes les plus effacées, ce qui rend leur photographie très difficile. Elles ont des prolongements qui s'agitent pendant les migrations. Beaucoup de ces capsules osmotiques se dédoublant, comme les méduses aux formes de godets superposés, offrent l'illusion de méduses véritables lorsqu'elles se mettent à nager (1).

Plus suggestifs encore sont les mouvements spontanés des cristaux liquides, précédemment décrits.

CHIMIOTACTISMES ET PHAGOCYTOSE.—Dès 1889, Bütschli obtint des imitations des mouvements amiboïdes au moyen du savon mou agité avec du xylol et de l'huile émulsionnée par le carbonate de potassium (2). Delage et Henneguy disent qu'on ne peut pas se servir indistinctement de toutes les huiles, et Herrera n'a jamais obtenu, par cette technique, d'imitations parfaites. J. Gad et J. F. Heymans ont démontré que l'huile doit contenir, pour donner une "mousse alvéolaire," des traces d'acides gras libres qui, se combinant avec le carbonate forment une solution savoneuse susceptible d'émulsionner l'huile.

On peut produire de magnifiques mouvements amiboïdes macroscopiques, accompagnés éventuellement de phénomènes de tactisme et de phagocytose, en prenant :

| | |
|---|---|
| Huile | 20 cc. |
| Acide chlorhydrique | 20 ,, |
| Chlorure de soufre | 1 ,, |
| Chloroforme | 20 ,, |

L'émulsion formée par le mélange intime de ces corps est injectée, à l'aide d'une pipette, dans l'eau alcalinisée par l'ammoniaque, en gouttes isolées qui commencent aussitôt à se mouvoir. Chacune d'elles forme une amibe de grandes dimensions, avec vacuoles contractiles, pseudopodes, courants intérieurs de granulations, palpi-

---

(1) Dr. Stéphane Leduc, *Théorie physico-chimique de la vie.* pp. 160 et 161.
(2) Bütschli, *Untersuchungen über mikroskopische Schaume u. das Protoplasma,* Leipzig, 1892.

tations et reptation. L'addition d'un peu d'alcool à 40° favorise beaucoup les mouvements.

Si les gouttes d'émulsion ont été injectées dans l'eau distillée et que l'on place à une certaine distance un fragment de potasse ou de soude caustique, on obtient une curieuse imitation du chimiotactisme et de la phagocytose, les gouttes avancent vers le fragment, l'enveloppent et paraissent l'assimiler: et en effet, il y a formation d'un chlorure de sodium ou de potassium. Même chimiotropisme positif avec le carbonate de sodium, l'oxyde ferrique, l'albumine, etc.... Les dits amiboïdes rejettent les matières colorantes, excepté celles qui colorent les graisses, comme le Soudan III. Si l'on ajoute de la fibrine à la pâte alimentaire et de la pepsine au complexe amibogène, une véritable digestion diastasique a lieu. La chair alcalinisée est également digérée par les amiboïdes à pepsine, qui augmentent de volume en s'assimilant ces diverses substances, et se fragmentent ensuite (1).

REPRODUCTION.—Nous avons déjà signalé, notamment chez plusieurs formes dues à la cristallisation imparfaite, des faits élémentaires de génération. Pour plus de précision, voici en quels termes le Dr. M. Kuckuck décrit la bipartition de ses cytodes de baryum: " Ces corpuscules croissent très vite et atteignent, au bout d'une " heure, la grandeur de 1 à 2 $\mu$; les plus grands prennent une forme " ovale et tournent sur leur axe longitudinal. Peu à peu, la forme " ovale passe en forme d'une semelle, puis cette formation allongée " se divise en deux corpuscules sphériques transparents et réfrin- " gents..... A mesure que leur grandeur augmente, les segmenta- " tions, qui se suivent au commencement à de courts intervalles (de " minute en minute), deviennent plus rares" (2).

Si l'on regarde la reproduction comme un fait d'individualisation d'une partie du corps maternel, des phénomènes de ce genre ont été observés depuis bien des années en dehors des êtres organisées. La myéline, par exemple, donne naissance, lorsq'on la plonge dans l'eau, à des masses cellulaires, et émet des tubes délicats se courbant dans toutes les directions. Il y a longtemps que Robin a montré

---

(1) A. L. Herrera, *Nuevo procedimiento para imitar los movimientos amiboides y la fagocitosis*, in *Boletín de Ciencias médicas*, T. II, Nº 2, Août. 1911.

(2) M. Kuckuck, *L'Univers, être vivant*, Genève, 1911, p. 433.

de remarquables phénomènes de division réelle et de transformations
amiboïdes dans certains autres corps gras retirés du sang (1).

Les croissances osmotiques présentent, elles aussi, des faits du
plus haut intérêt.

En diluant brusquement le liquide de développement d'une grosse
cellule osmotique, celle-ci éclate en un point et lance dans le liquide
une partie de son contenu qui devient une cellule indépendante. Le
phénomène peut avoir lieu plusieurs fois (2).

Tous les cytodes osmotiques microscopiques montrent des faits
de bourgeonnement en série (3).

Quant aux croissances osmotiques macroscopiques, elles ont souvent un mode de multiplication qui rappelle les générations asexuées
des organismes inférieurs. Parlant de la reproduction par bourgeonnement des Hydrozoaires, Huxley s'exprime ainsi: "La gemmation
" consiste presque toujours dans la formation d'une excroissance
" ou diverticule de l'ectoderme et de l'endoderme dans lequel s'éntend
" un prolongement de la cavité du corps. Quelquefois, l'hydranthe
" formé par bourgeonnement se sépare du corps, mais dans beaucoup
" de cas, les descendants développés de l'organisme primitif restent
" unis par une masse commune ou cénosarque pour donner ainsi
" naissance à un corps composé." La croissance osmotique développée par un cristal de sulfate de cuivre dans une solution de silicate
de potassium au dixième à laquelle on ajoute, sans agiter, un tiers
de son volume de silicate concentré, est formée d'une vésicule arrondie de laquelle s'échappe un pédoncule terminé par un calice, dont
l'intérieur porte de fines stries radiées analogues à celles de la
cavité digestive des polypes. L'organisme artificiel ainsi constitué,
est composé de deux couches de cellules, l'une ectodermique, limitant
la partie extérieure du corps, et l'autre endodermique, invaginée,
formant la paroi interne de la partie caliciforme. Entre ces deux
feuillets parenchymateux s'étend une matière colloïdale riche en
énergides déterminés par la glomérulation. Les bourgeons apparaissent d'abord sur le cénosarque basilaire comme de petites verrues.

-------

(1) Dr. H. Ch. Bastian, *The nature and origin of living matter*, Londres, Watts,
1910.

(2) Dr. Leduc, *Théorie physico-chimique de la vie*, p. 162.

(3) Albert et Alexandre Mary, *Nouvelles formes organisées artificielles*, in *Mem.
Soc. Alzate*, T. XXIX, 1910.

En croissant, ils se différencient en un pédoncule et un calice dont la partie supérieure s'invagine progressivement, jusqu'à reformer un être semblable à l'organisme producteur. La croissance complète d'un bourgeon demande un grand nombre d'heures. Ainsi se forme peu à peu un être composé, comparable en tous points aux Hydrozoaires. On remarque des phénomènes analogues dans les croissances réalisées par Herrera en se servant de silicates alcalins et de sels de nickel (1).

Certains corpuscules de baryum se conjuguent comme les algues monocellulaires (2).

Les phénomènes de conjugaison des pseudophytes s'observent bien dans les conditions suivantes. On met dans une éprouvette un tiers de la hauteur d'eau distillée, et l'on y plonge un cristal de sulfate ferreux de 2 centimètres de côté; puis on ajoute une quantité de silicate de potassium sirupeux égale à celle d'eau distillée. En trente heures, une vésicule osmotique apparaît, avec émission d'un thalle triforme, en folioles subulées, en grappes de vésicules arrondies imitant *Tetraspora gelatinosa* et en pseudo-Zygnémées filamenteuses, le tout de diverses nuances de vert. Comme chez les algues Zygnémées, les filaments se réunissent par groupes de 2 à 20 pour constituer des œufs superbes, blancs en-dessous, verts en dessus, avec un liseré brun équatorial. De ces œufs partent des filaments nouveaux si l'on ajoute sans agitation 1/10° de la masse totale d'eau pure (3).

*L'anhydrobiose,* qui cause la multiplication des cellules naturelles et au moyen de laquelle Loeb féconde les œufs vierges d'astérie, s'applique aussi à certaines cellules artificielles. Dans un mélange de solutions de silicate et de carbonate de sodium, l'évaporation lente fait paraître de petits sphérocristaux. Repris, après dessication, par une solution de silicate de sodium et traités par évaporation

(1) Albert et Alexandre Mary, *La gemación en los crecimientos osmóticos*, in *La Enseñanza Normal*, T. IV, N° 9, 15 Mai 1911.

(2) R. Dubois, *Sur un phénomène de simili–conjugaison chez les microbioïdes*, in *Bull. Soc. de Biologie*, T. LXII, 1907, p. 198.

(3) Albert et Alexandre Mary, *La génération des croissances osmotiques*, in *La République de l'Oise*, 31 Mars. 1910.

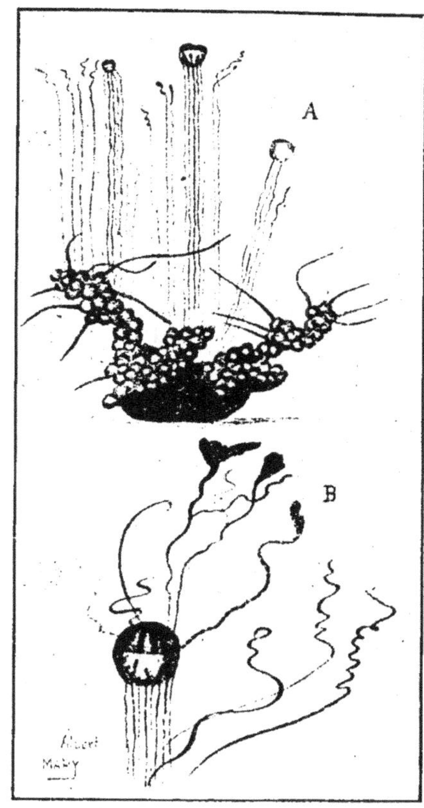



Figure 32

Croissance osmotique: conjugaison (A) et germination des œufs (B). (Albert et
Alexandre Mary).

rapide, ils se segmentent en morules plus ou moins avancées dans leur développement (1).

Pour finir, rappelons que Leduc a produit, par diffusion, une imitation morphologique et cinétique parfaite de la karyokinèse, avec fuseaux, asters, etc.... (2).

On reproche aux cytodes artificiels de ne se diviser ou bourgeonner qu'un nombre restreint de fois. Et cependant, Maupas a démontré qu'il en était de même pour les infusoires, dont les échantillons deviennent de plus en plus petits à mesure que se réïtèrent les divisions spontanées, et qui perdent leur pouvoir de multiplication au bout d'un nombre de générations limité, défini pour chaque espèce (215 générations pour *Stylonichia pustulata*) (3). Miss Calkins pense que les infusoires se rapetissent et cessent de se diviser parce que leur substance intime va en perdant un ou plusieurs corps dont la réaction est nécessaire à la division. Dans l'espèce, il s'agirait d'une altération de la matière nucléaire multiplicatrice, ce que Loisel traduit par le terme d' auto-intoxication alimentaire." On remarquera que la vésicule osmotique se multiplie également à la faveur d'un noyau central, le cristal générateur, centre d'énergie cytogène, qui se désintègre à mesure que se constituent les membranes et la masse protoplasmique, de telle sorte que cette altération finit par mettre un terme au déploiement de l'énergie créatrice et reproductrice.

Au surplus, la multiplication est unanimement considérée par les biologistes comme la conséquence habituelle et le prolongement des phénomènes de nutrition; il n'y a pas là deux séries de fonctions distinctes, mais, du moins élémentairement, un seul groupe de fonctions, et cette unité physiologique veut que, chez l'organisme artificiel comme chez l'être organisé inférieur, l'indéniable fait de l'accroissement individuel entraîne, dans des conditions définies, son corollaire progéniteur.

---

(1) Albert et Alexandre Mary, *L'anhydrobiose et les plasmas siliciques artificiels*, in *Mém. Soc. Alzate*, T. XXIX.

(2) V. Leduc, *Théorie physico-chimique de la vie*, p. 114.

(3) Albert et Alexandre Mary, *Les organismes primordiaux*, Paris, Rousset, 1911, p. 376.

## CHAPITRE II

### La catalyse

Importance de la catalyse.—Fermentation, catalyse, pouvoir illimité de transformation de l'ambiance sans altération de l'agent transformateur, toute la pérennité, toute la continuité, toute l'activité constructice et destructice de la vie, sont là. Aussi, pour Miahle et les panphysiologistes, la vie est-elle une "fermentation universelle."

La fermentation, au sens commun du terme, n'est toutefois qu'un cas particulier de la catalyse. Ostwald définit celle-ci la propriété qu'a un corps, par sa seule présence et sans prendre substanciellement part à la réaction, sans augmenter ni diminuer de poids, de provoquer de profondes modifications dans la constitution des corps avec lesquels il prend contact. D'après E. Kohn, il est préférable de dire que la catalyse n'est qu'une suite de transformations chimiques intermédiaires s'accomplissant autour d'un noyau qui est le catalyseur (1). Ostwald fait remarquer que l'action catalytique se borne à accélérer ou à ralentir des réactions chimiques qui, sans catalyseur, s'effectuent cependant, mais avec une lenteur ou une vitesse déterminée.

La catalyse a été découverte en 1810 par Berzélius (2).

Catalyseurs minéraux.—La catalyse n'appartient pas en propre aux organismes. Chez le ferment figuré et la cellule vivante, l'agent catalyseur n'est pas une énergie mystérieuse (la "force vitale" mystique de Pasteur), mais réside dans les principes immédiats du

-------

(1) Albert Robin, *Les ferments métalliques et leur emploi en thérapeutique*, Paris, J. Rueff, 1907, p. 11.

(2) V. Ch. Bastian, *The nature and origin of living matter*, Londres, Watts, 1910.

protoplasma ou dans les ferments solubles, diastases, zymases ou enzymes, provocant des fermentations même lorsqu'ils sont isolés des êtres qui les recèlent (expériences de Büchner). L'activité diastasique semble même liée à la réaction dynamique pure et simple des particules colloïdales les plus fines, organiques ou inorganiques, et comme les microzymas de Béchamp et les tagmas ultra-microscopiques sont la première architecture moléculaire organisée, on peut souscrire à l'opinion d'Armand Gautier, qui voit "une sorte d'organisation dans la molécule des ferments" (1). Sur ce terrain encore, l'état colloïdal dispersé représente la "vie." Cet état correspondant le plus souvent à une cristallisation imparfaite, c'est-à-dire à la coexistence d'un corps cristallisable en émulsion et d'un corps non cristallisable antagoniste, il n'est pas surprenant que l'on soit obligé presque constamment de rapporter les actions catalytiques à la présence de certains composés minéraux.

Plusieurs eaux de Vichy possèdent à l'émergence un pouvoir décomposant sur l'eau oxygénée, imputable à la fine précipitation d'oxyde de fer colloïdal qui suit le dégagement d'acide carbonique à l'air libre. En présence d'eau oxygénée, elles donnent également avec la teinture de gaïac, la phénolphtaleïne, l'aldéhyde salicylique et la teinture de benzidine des réactions colorantes analogues à celles que sont susceptibles de fournir les oxydases et peroxydases du sang. Le chauffage à 80° C. fait disparaître ces réactions colorantes dont l'eau embouteillée est d'ailleurs complètement dépourvue (2).

La catalyse par les colloïdes minéraux trouve une application naturelle importante dans la transformation de la cyanamide calcique dans le sol. Cette transformation se fait en deux phases : dans la première, la cyanamide est transformée en urée; dans la seconde, l'urée se transforme en carbonate d'ammoniaque. Cette mutation, phénomène de surface, est due, non à des micro-organismes, mais aux matières colloïdales du sol (3).

Le sulfate, l'acétate, le pernitrate de fer, donnent, en présence de l'eau oxygénée, d'intenses réactions avec le gaïac et le gaïacol (4).

----

(1) A. Gautier, *Leçons de chimie biologique normale et pathologique*, 2e édition, 1897, p. 729.

(2) Royer Glénard, *C. R. Soc. de Biologie*, 9 Novembre 1912.

(3) Ulpiani, *C. R. Soc. Chim. Ital.*, Avril 1910, p. 84.

(4) *Note* personnelle inédite.

L'oxysulfate de fer réagit même en solutions au six-millionnième (1).

En mélangeant de l'orge germé soigneusement trituré à de l'amidon, on transforme celui-ci en dextrine, puis maltose; l'agent actif est, dans ce cas, l'amylase, diastase particulièrement abondante dans les germes d'orge. Or, la même réaction peut s'obtenir, en l'absence d'amylase, par l'action directe, à chaud, de l'acide sulfurique dilué sur l'amidon (2).

Le silicate gélatineux de manganèse décompose activement l'eau oxygénée (3).

Les oxydes alcalins et alcalino-terreux capables de donner des peroxydes fixent l'oxygène sous une forme active et donnent des corps semblables aux oxydases organiques réagissant avec plus ou moins d'énergie comme ces derniers corps (4).

Le fer réduit décompose l'eau à 15° C. L'éponge de platine provoque la fermentation acétique, et c'est sur cette propriété que repose le procédé industriel allemand de fabrication du vinaigre (5). H. Nilson a synthétisé le butyrate d'éthyle à l'aide du noir de platine (6).

Legati a montré que, par l'addition de sels ferreux, les vins s'oxydent exactement comme sous l'action d'une diastase (7). Par l'intrusion d'un acide minéral, on obtient le dédoublement de la saccharose, la saponification des matières grasses, la décomposition des glucosides, la peptonisation des matières albuminoïdes, en un mot, tous les phénomènes que l'on rencontre dans le travail diastasique hydratant (8).

La fermentation du glucose par le jus de levûre dépend de la

---

(1) *C. R. Acad. Sc. de Paris*, 1908, N° 3, pp. 142 et suiv.

(2) Dr. Porchet, *Le cuivre excitant des réactions chimiques et biologiques*, in *Revue Scientifique*, 18 Février 1910.

(3) A. L. Herrera, *Sur les oxydases siliciques*, in *Mém. Soc. Alzate*, T. 29, pp. 331 et suiv.

(4) Martinaud, *C. R. Acad. des Sciences de Paris*, 18 Janvier 1909.

(5) Trouessart, *Les ferments, les microbes et les moisissures*, p. 92.

(6) *Science*, vol. XV, p. 715 (9 Mai 1902).

(7) Effront, in Herrera, Mém. Soc. Antonio Alzate, T. XIII, 1899, p. 340.

(8) Effront, in *id.*, p. 340.

présence de phosphates (1). Le fer est l'élément actif de la pepsine (Sacharoff), le manganèse, celui de nombreuses diastases (2).

Une expérience directe rejette péremptoirement le rôle catalytique sur l'état colloïdal et les facteurs minéraux. Quand on purifie les précipités des diastases par dissolution et reprécipitation on aboutit, par la destruction de l'état colloïdal et la dissolution des composants inorganiques, à des substances stables, dénuées de tout pouvoir actif.

Métaux colloïdaux.—Carey Lea, puis Brédé, avaient préparé des pseudo-solution d'argent colloïdal par voie chimique. Brédig, par voie électrolytique, obtint des soles d'argent, de platine, de cadmium, d'indium, de palladium. Dans une capsule de porcelaine, au sein d'une faible masse d'eau (chimiquement pure au sens absolu), on fait éclater l'étincelle électrique d'un courant d'environ 3 ou 4 Ampères sous 110 volts, entre deux électrodes du métal dont on veut obtenir l'hydrosol. A chaque étincelle, se forme un petit nuage métallique qui, rapidement, disparaît dans le liquide, et peu à peu la solution se colore: en violet pour l'or; en brun (dichroïque) pour l'argent; en noir pour le palladium; en noir plus foncé pour le platine. Quand la pseudo-solution est saturée, le nuage métallique ne se dissout plus. On passe sur papier-filtre mince (3).

D'après Brédig, les solutions métalliques colloïdales sont des modèles de *diastases inorganiques*, pouvant, à l'instar de celles secrétées par la cellule, bleuir la teinture de gaïac, rougir le gaïacol, transformer l'hydroquinone en quinone, décomposer le pyrogallol en produits humiques *(Zeitschrift für physikalische Chemie*, T. II, 1900, p. 7) (4). Brédig et F. Sommer ont montré que les soles de platine et d'iridium préparées par voie électrique réduisent le bleu de méthylène avec la formaldéhyde aussi facilement que la catalase lactique, et ce, à 70° C,—la température même à laquelle l'enzyme

---

(1) Harden et Young, *Proc. Royal Society* (Londres), 18 Janvier 1906.

(2) G. Bertrand, *Annales de Chim. et de Phys.*, 1897, p. 393. (Cité par Herrera, *Rôle prépondérant des matières minérales dans les phénomènes biologiques*, in *Mém. Soc. Alzate*, T. XIII, 1899).

(3) G. Bardet, *Des conditions actuelles de la préparation des ferments métalliques*, in *Bull. de la Soc. de Thérapeutique*, Séance du 22 Janvier 1907.

(4) Albert Robin, *Les Ferments métalliques et leur emploi en thérapeutique*, pp. 86 et 37.

lactique est le plus actif (1). Le rhodium colloïdal transforme le formiate de chaux en hydrogène, acide carbonique et carbonate de chaux, comme certaines bactéries (Deville, Debray, Hoppe-Seyler); le palladium, le platine, l'or, produisent l'inversion hydrolytique du sucre de canne (2).

"En principe, dit Albert Robin, ce n'est pas l'or, l'argent, le pla-"tine, etc....., qui agissent, c'est de la matière à l'état colloïdal..." A l'ultra-microscope de Siedentopf et Zsigmondy, ou de Cotton et Mouton, les soles métalliques ont l'aspect du ciel étoilé, chaque grain étant animé d'un scintillement, d'un mouvement brownien, d'autant plus vif que le grain est plus petit (3). D'après V. Henri, le pouvoir catalytique augmente en raison directe de la petitesse des granules (4). L'examen ultra-microscopique permet de suivre la vitalité du ferment métallique. Quand le mouvement brownien a disparu, le nombre des grains est très diminué, leur volume a augmenté, et l'action diastasique elle-même ne se manifieste plus (5).

L'addition d'un stabilisant diminue ou éteint l'action des ferments métalliques. En le chauffant pour les stériliser, on les tue. Les toxiques tels que l'acide cyanhydrique arrêtent brutalement leur action; il en est de même de quelques corps non toxiques, tels que le chlorure de potassium (6). L'action favorisante de l'albumine sur les réactions des ferments métalliques tient à ce que l'albumine, empêchant la précipitation du métal, le maintient à l'état de suspension colloïdale fine, cause de son activité (7).

Diastases artificielles.—On sait que le suc pancréatique *pur* ne peut digérer le blanc d'œuf, et qu'il est rendu actif par une diastase qui se rencontre aussi dans les globules blancs, la levûre de bière, les venins des serpents, et diverses bactéries: cette diastase porte le nom générique de *kinase*. En outre, on considère que la trypsine se trouve dans le suc pancréatique à l'état de proferment, dont la kinase est le complément, l'action complète étant représentée par l'équation: protrypsine + kinase = trypsine. Or, Largier

---

(1) *Schardinger's reaction with inorganic ferments*, in *Zeitschrift Phys. Chem.* 70, 1910, pp. 64 et suiv.
(2) Albert Robin, *loc. cit.*, p. 36.
(3) *Id.*, p. 22.
(4) *C. R. Soc. de Biologie*, 9 Juin 1906.
(5) Albert Robin, *loc. cit.*, p. 23.
(6) *Id.*, pp. 21, 33 et 34.
(7) *Id.*, p. 41.

des Bancels a fait au laboratoire de physiologie de la Sorbonne des expériences dans lesquelles il a rendu actif le suc pancréatique par addition de colloïdes et d'électrolytes convenablement choisis. L'une des méthodes employées par lui est la suivante. On immerge des cubes d'albumine pendant plusieurs heures dans des soles de colloïdes positifs (bleu de toluidine ou de méthyle), et lorsqu'ils ont absorbé une faible quantité de colloïde, on les lave et on les introduit dans le suc pancréatique auquel on a ajouté une faible quantité d'électrolyte, $(NO^3)^2Ba$ par exemple. En douze heures, le cube est digéré. D'après V. Henri, le colloïde colorant fixé sur l'albumine joue le rôle de kinase, et l'électrolyte, de mordant. Ce qu'il y a de plus surprenant, c'est la quantité minime de colorant fixée sur l'albumine (un cube de 0 gr. 25 fixe $1/100^\circ$ de milligramme de bleu de toluidine) : et cette quantité suffit pourtant à provoquer la digestion pancréatique de l'albumine quand on lui ajoute l'électrolyte (1).

ACTION DES RAYONS ULTRA-VIOLETS.—H. Bierry et V. Henri ont constaté que des solutions de saccharose, gentianose, raffinose et stachyose, deviennent réductrices au bout d'une heure d'exposition aux radiations ultra-violettes. Le pouvoir réducteur augmente avec le temps d'action du rayonnement pour devenir très marqué au bout de vingt-deux heures. Les solutions d'amygdaline, d'alpha et beta méthyl-d-glucosides se comportent de même.

PRODUCTION DE LUMIÈRE PHYSIOLOGIQUE.—Le processus biologique photogène se rattache, lui aussi, à la fermentation physiologique. Le point de départ des recherches de Raphaël Dubois est dans ses célèbres études sur *les Elatéridies lumineuses* (1886). Il ressort de l'ensemble des travaux de ce savant que la lumière physiologique est le résultat de l'oxydation indirecte d'une substance albuminoïde, la *luciférine,* vainement cherchée jusqu'ici chez êtres non photogènes, par une péroxydase, la *luciférase,* rencontrée au contraire chez un grand nombre de crustacés et de mollusques, notamment dans le corps (non brillant) de *Pholas dactylus,* dans le sang de *Barnea*

---

(1) Largier des Bancels, *Activation du suc pancréatique pur sous l'influence combinée des colloïdes et des électrolytes,* in *C. R. Soc. de Biologie de Paris,* 8 Juillet 1905.— V. Henri, *Découverte des kinases artificielles,* in *Revue générale des Sciences,* 1905. p. 640. —Angel Gallardo, *Importancia del estudio de las soluciones coloidales para las ciencias biológicas,* in *Anales de la Soc. cientif. Argentina,* 1906, p. 113.

*(Pholas) Candida* (non lumineux), dans le sang des *Solen*, de *Cardium edule, Tapes decussatus, Ostrea edulis, Mytilus*, etc.... (1).

CONCLUSION.—Les phénomènes catalytiques sont, on le voit, d'une application constante en physiologie générale, et constamment aussi, réalisables dans les conditions du laboratoire. Les investigations expérimentales qui s'y rapportent sont d'une importance plasmogénique capitale. "Etudier les fermentations, écrivait Marcellin "Berthelot en 1857, les diriger à volonté vers l'accomplissement de "transformations chimiques définies, c'est mettre en œuvre des mé- "canismes analogues à ceux qui président aux métamorphoses de "la matière dans les êtres vivants." Sous ce jour, la physiogenèse est en même temps un important chapitre anticipé de chimiogenèse.

------

(1) R. Dubois, *Sur la biophotogenèse*, in *C. R. Congrès de l'Assoc. franç. pour l'avanc. des Sc., Toulouse*, 1910.—*Athmolise et athmoliseur*, in *Ibid.*, Dijon, 1911.—*Biophotogenèse; nouvelles investigations sur la lumière physiologique chez Pholas dactylus*, in *C. R. Acad. Sc. de Paris*, 9 Octobre 1911.

# LIVRE IV

# CHIMIOGENESE

## CHAPITRE UNIQUE

### Synthèse chimique et synthèse photochimique

La chimie "organique" ou chimie des multiples composés du carbone, si répandus dans le monde "vivant," répond aux mêmes lois
analytiques et synthétiques que la chimie minérale. Seules, la complexité et l'instabilité de la plupart des corps qui en font partie,
opposent à la recherche des obstacles inattendus, et ont longtemps
contribué à entretenir ce préjugé scientifique, qu'en pareille matière,
les tentatives de laboratoire devaient demeurer impuissantes, pour
laisser le champ exclusivement libre aux opérations *in vivo* d'une
force directrice inconnue et inconnaissable. Mais depuis que Wœhler
réussit la synthèse de l'urée, cette barrière est tombée, et les synthèses organiques ne se comptent plus. La série albuminoïde elle-même
n'a pas échappé aux victorieuses incursions des chimistes.

On s'est adressé d'abord, avec succès, à l'imitation des processus
naturels en se servant de substances organiques préexistantes.
Potdevin a fait des synthèses d'éthers et de graisses neutres au
moyen du suc pancréatique, Croft Hill et Emmerling, de bioses
diverses au moyen de l'extrait de levûre. Les acides aminés sont
générateurs de polypeptides, les protéoses d'albumines: la transformation s'opère par l'influence des diastases protéolytiques, dont
l'action réversible peut être comparée à celle des saccharo et des
lipo-diastases. Les *plastéines* et les *coaguloses* sont probablement

des albumines synthétisées par ces ferments solubles. On obtient des plastéïnes précipitées dans les solutions concentrées de peptones ou d'albumines, par addition de présure pancréatique cu gastrique, de trypsine ou de pepsine. Les coaguloses se préparent parallèlement en partant de la papaïne.

Fischer a réalisé la synthèse des *peptones* en partant du glycocolle. Il a créé des corps qu'il appelle *peptonides*, ayant toutes les propriétés physiques et chimiques des peptones issues de la fibrine animale (1). La *dodécapeptide* montre une ressemblance remarquable avec les protéïnes naturelles (2).

Nous avons défini et préparé divers pigments polychromes en oxydant ou en réduisant l'indigo par la chaleur, l'agitation à l'air, les acides ou les alcalis. Renversant les hypothèses de Willstätter et Schryver, nous avons également obtenu en partant de l'acide azotique nitreux et de l'aniline, un pigment chlorophyllien non magnésien dont l'étude, minutieusement poursuivie, contribuera peut-être à élucider maint problème en suspens au sujet de la constitution de la chlorophylle, de sa formation et de sa fonction (3).

D'un autre côté, la chlorophylle même n'est pas indispensable aux synthèses organiques: elle ne l'est pas *in vivo*, puisque l'amidon, par exemple, se forme normalement chez des êtres non chlorophylliens, *Polytoma, Coccidium*, etc.... (4); elle ne l'est pas davantage *in vitro*, puisque les essais de photosynthèse directe ont été couronnés de succès. Stoklasa et Zdebnicky ont produit des hydrates de carbone en utilisant les radiations ultra-violettes (5). Identiquement, Daniel Berthelot et Gaudechon ont démontré que ces mêmes rayons actiniques, produits par la lampe à vapeurs de mercure, remplacent la chlorophylle dans la synthèse des composés quaternaires, dont le plus simple, l'amide formique, résulte de l'union à volumes égaux d'oxyde de carbone et d'ammoniaque. Comme dans la fonction chlo-

---

(1) Cf. *Bulletin de l'Association des Docteurs en Pharmacie*, Nº 7, Juillet 1911, p. 187.

(2) E. Fischer, *Synthese von Polypeptiden*, 1906.

(3) Albert et Alexandre Mary, *Recherches sur la synthèse et les relations chimiques de la chlorophylle*, Paris. Rousset, 1915;—*Etudes physico-chimiques sur la synthèse d'un pigment chlorophyllien*, in *Moniteur Scientifique Quesneville*, Juin 1915.

(4) Buscalioni, *Giornale Malpighia*, 1896.—Dangeard, *Le Botaniste*, 1901, p. 59.—Herrera, *Mem. Soc. Antonio Alzate*, T. XIII, 1899.

(5) *Chemical Zeitung*, 34, 1910, Nº 107, pp. 945 et suiv.

rophyllienne, il ne se produit pas que des hydrates de carbone; il y a un acheminement vers la photosynthèse des substances albuminoïdes (1). Pour finir, Fenton est parvenu à synthétiser, sans action lumineuse, la formaldéhyde aux dépens du gaz carbonique en solution aqueuse, au moyen de l'hydrate d'aluminium colloïdal et du magnésium métallique.

Synthèse des formes, synthèse des fonctions, synthèse de l'activité mécanique, synthèse de l'activité chimique, synthèse des composants les plus complexes, voilà donc le formidable faisceau de victoires techniques dont la majeure partie est redevable à l'orientation imprimée à la Biologie par les tendances plasmogéniques. Encore quelques pas dans ces voies lumineuses, et sera scellée l'indissoluble union de la physique et de l'histoire naturelle, et sera reconnue pour la première fois sous son vrai jour la trépidante exubérance de vie qui anime tout l'Univers, organique ou inorganique, "vivant" ou "non-vivant." Dynamisme atomique, Cosmologie, Météorologie, Géologie, Minéralogie, Biologie, se fondront, dans une apothéose, en la figure unique et souveraine de la blonde Isis aux yeux d'azur, dépouillée de ses voiles millénaires. Et peut-être alors, plus conscient de lui-même et de son ambiance, plus maître des forces physiques brutales et des capricieuses énergies de la vie, l'homme saura-t-il lire enfin dans le grand livre de la Nature le mot de l'énigme du bonheur, éternel objectif de ses rêves insatisfaits!

---

(1) Daniel Berthelot et Gaudechon, *C. R. Acad. des Sciences de Paris*, 20 Juin 1910. —Dr. Artault, *A propos des photosynthèses organiques de M. M. Daniel Berthelot et Henri Gaudechon*, in *Biologica*, 15 Janvier 1911.

# DEUXIEME PARTIE
## PLASMOGENIE APPLIQUEE

### LIVRE 1er.
## L'ORIGINE DES ORGANISMES

### CHAPITRE 1er.

### Examen critique de theses diverses

THÉORIE DES COSMOZOAIRES.—La théorie de l'origine astrale des premiers organismes (Cosmozoaires) a déjà bien vieilli. Plusieurs faits de haute importance la poussent vers le tombeau. Les Comptes-Rendus de l'Académie des Sciences de Paris (4 Juillet 1910) renferment un mémoire remarquable sur l'action abiotique de l'ultra-violet. Les espaces célestes environnant notre planète étant sans cesse traversés par le rayonnement solaire, riche en radiations ultra-violettes, il y a beaucoup de probabilités pourque les germes qui sont censé voyager dans ces zônes inexplorées, soient rapidement anéantis. Les milieux interplanétaires sont stérilisants, et consé-quemment, ils doivent rester stériles, quelle que soit la nature des particules microscopiques que l'on y suppose véhiculées.

Le travail mentionné n'est pas isolé. Maurain et Marcollier ont trouvé que la tuberculine soumise à l'action des rayons ultra-violets cesse d'être toxique, et que ces rayons tuent en dix secondes une couche de $0^{mm}$, 25 de levûre ou de vin (1).

---

(1) *L'Information*, 29 Mai 1911.

Gabriel Vallet stérilise avec une lampe de 110 volts, une eau très poullée, sous un débit voisin de dix mètres cubes à l'heure.

Les rayons ultra-violets décomposent l'ammoniaque, le bioxyde et le protoxyde d'azote; ils opèrent probablement les réactions chimiques qui s'effectuent sous l'influence des décharges électriques silencieuses (1).

D'ailleurs, la théorie du panspermisme intérastral est inutile. Si la synthèse de l'organisation a pu se produire sur une planète quelconque, il n'y a aucun motif de penser qu'elle n'ait pu avoir lieu sur Terre. Logiquement, une théorie ne mérite l'examen qu'autant qu'elle exprime *un enchaînement de faits* et non l'ajournement d'une échéance philosophique à laquelle on ne saurait toujour échapper.

Théorie du cyane.—Infiniment plus fondée que le panspermisme, la théorie de Pflüger recherche l'origine des êtres dans les combinaisons mêmes qui échafaudèrent leur substance. La base de la matière organisée serait l'albumine qui aurait elle-même pour noyau le cyane. Le cyanogène et ses composés initiaux auraient leur explication originelle dans l'union directe, à haute température, de l'azote et du carbone, et peut-être dans la condensation électrique de l'azote, qui devient susceptible d'attaquer les carbures d'hydrogène (Thornwell).

Les albumines diverses une fois synthétisées, se seraient recontrées, et le mélange de celles d'entre elles jouissant d'atomicités différentes étant capable de se régénérer aux dépens du milieu ambiant, aurait constitué les premières monères, souches de tous les organismes.

Mais ici, la part de l'hypothèse est bien grande, même au-delà de la difficile transition du cyane aux protéines. "Pratiquement, on "ne peut rien dire sur la structure des albumines, pour la recherche "fructueuse de laquelle des méthodes entièrement nouvelles devront "être découvertes" (2).

Théorie formique.—Parmi les théories chimiques proposées, il convient de mentionner, à côté de la théorie cyanique, une autre forme très remarquable de la thèse albuministe: c'est la *théorie formique* développée par L. Garrigue, en 1902 (3).

---

(1) *Revue Scientifique*, T. VIII, Nº 9, p. 276.
(2) Science, N. S., Vol. XXIII, Nº 593, p. 754.
(3) *Maladies microbiennes*, Paris, J. B. Baillière, pp. 3–17.

D'après cet auteur, les premiers groupements qui durent sortir du chaos des éléments furent l'oxyde de carbone (CO) et l'acide carbonique ($CO^2$), résultat des combustions, et enfin l'eau ($H^2O$). Au fur et à mesure que la Terre se refroidit, ces groupements se compliquèrent. Il se forma alors un composé ternaire très simple. L'oxyde de carbone et l'eau, en présence des alcalis, à une température de 100° C, donnèrent naissance à l'acide formique: $CO + H^2O = CO^2H^2$, synthèse réalisée par Berthelot. La Terre continuant à se refroidir, l'acide formique put fixer les bases et former des formiates. Ceux-ci apparurent successivement, dans l'ordre assigné par leur degré de résistance à la température et de tension de dissociation, variant pour chacun d'eux avec la pression. C'est de ces groupements atomiques nouveaux, de leur sensibilité à la lumière, à la chaleur, à la pression; de leur aptitude à prendre toutes les formes: gazeuse, liquide, solide; de leur faculté d'être acides, basiques ou neutres, que le Dr. Garrigue fait dériver la vie. De plus, les formiates, comme le formaldéhyde, sont susceptibles de se grouper en se soudant par leur radical formique: ces condensations, produites toujours par le chaleur, la lumière, la pression, peuvent donner lieu à des composés très compliqués, puisque chaque molécule $CH^2O^2$ peut amener avec elle une base différente. De là à dire que le monde vivant tout entier se compose, ou dérive de formiates, et à en montrer la possibilité chimique, il n'y a qu'un pas— que le Dr. Garrigue s'est, d'ailleurs, empressé de franchir.

Quelques faits militent en faveur de la théorie. M. R. Bouilhac a nourri des algues vertes avec l'aldéhyde formique (1).

D'autre part, Moissan a obtenu le formiate de potassium avec l'acide carbonique et l'hydrure de potassium:

$$CO^2 + KH = HCO^2K,$$

c'est-à-dire en partant des éléments minéraux (2).

De plus encore, l'addition d'acide formique sur un sérum le rend fibrineux. L'acide formique permet à la fibrine humide de se prendre en une masse transparente, ovoïde, granuleuse, semblable au protoplasma (3).

---

(1) *C. R. Académie des Sciences de Paris*, 5 Janvier 1903.
(2) *Bull. Soc. Chimique*, T. XXVII, p. 1141.
(3) Garrigue, *Maladies microbiennes*, p. 14.

La parenté des composés cyaniques et formiques est évidente. La solution aqueuse d'acide cyanhydrique s'altère rapidement à l'air avec formation de formiate d'ammonium. A l'ébullition, la solution de cyanure de potassium se décompose rapidement, même à l'abri de l'air, avec formation de formiate de potassium et dégagement de gaz ammoniac :

$$C Az K + 2 H^2 O = AzH^3 + C H O, O K \quad (1)$$

Vu cette dérivation, il n'y a pas loin de la théorie formique à la théorie cyanique de la formation des premières cellules.

Selon P. Mazé, chef de service à l'Institut Pasteur, il faudrait renoncer à établir expérimentalement que l'aldéhyde formique soit à l'origine de toute substance organique. Cette hypothèse, malgré sa simplicité et sa logique apparentes, ne serait pas plus justifiée que la demi-douzaine d'autres expliquant, à leur manière, le mécanisme de la synthèse chlorophyllienne (2).

Reste un gros reproche à adresser aux thèses albuministes. *L'albuminoïde chimiquement pur, non seulement n'est pas vivant, mais n'offre aucune des réactions cinétiques de la vie.* Supposons que l'on prépare artificiellement hémoglobine, ovalbumine, nucléine, etc...., avec des corps de nature ammoniacale. En quoi la biologie synthétique sera-t-elle plus avancée? Dès maintenant, nous pouvons mettre à l'épreuve les soi-disant facultés spéciales que les albuministes attribuent à ces corps, car il ne tient qu'à nous de les extraire des organismes. Mais on sait très bien que ces composés, isolés et purs, sont simplement inertes, et voici la belle surprise que le mysticisme entend nous réserver: Lorsque quatre ou cinq générations de savants auront perdu leur temps à la synthèse en série des albumines, et qu'enfin cette synthèse sera chose faite, le problème de la vie restera dans le domaine de l'inaccessible. Cet insuccès définitif au lendemain d'un triomphe de la chimie sera la faillite de la synthèse biologique.... Calcul illusoire auquel les naturalistes ne se laisseront pas prendre! La vie est du domaine physique, et ses manifestations ne sont pas liées à un chimisme déterminé.

---

(1) Emile Bouant, *Cours de Chimie*, pp. 606 et 608.

(2) *La respiration des plantes vertes*, in *Rev. Générale des Sciences*, 15 Septembre 1906, p. 786.

# CHAPITRE II

## Le Règne Protobial

THÉORIE DES ORGANISMES PRIMORDIAUX DE HERRERA.—Voici la théorie protobiale de Herrera, exposée par son savant auteur dans une lettre inédite qu'il nous addressa.

"Les êtres actuels les plus simples sont encore trop complexes, "et offrent une activité chimique trop compliquée pour être con-"sidérés comme primitifs. Les Protocoques, les Amibes, la *Prota*-"*mœba nebulosa* des Mary, les monères de Haëckel, et, en général, "les Protistes, sont déjà adaptés à divers genres de vie, défendus "contre les actions physiques d'évaporation ou de dissolution. "L'alimentation des protozoaires n'est pas inorganique et exige "des proies antérieures. Les protocoques eux-mêmes sont pourvus "d'un pigment nécessité par l'assimilation chlorophyllienne. Par "contre, mes cellules siliciques-salines peuvent vivre d'une vie rudi-"mentaire qui ne nécessite ni chlorophylle, ni proie organisée. Elles "peuvent proliférer sur des lits de limon ou de roche, se divisant "par diffusion et conquérant lentement la matière organique, peut-"être en partant des nitrates et des carbonates,—les acides amidés "se formant par catalyse en présence de la potasse, dont les pro-"priétés catalysantes et de condensation ont été signalées par O. "Löw. La formation d'albumines inférieures serait ainsi plus facile "à concevoir que leur synthèse à partir du formaldéhyde, dans des "conditions trop complexes et en présence de la chlorophylle. La "complexité chimique serait l'œuvre de millénaires évolutions, et "nos êtres actuels seraient ces mêmes cellules siliciques déguisées. "absorbant toujours des solutions salines. Sur les lits de roches, "la prolifération des cellules serait suivie d'incrustation, coagula-

"tion, épigenèse, dissolution et entraînement des cellules mortes,
"une espèce de renouvellement épidermique.

"Il ne faut pas demander à la Plasmogénie la fabrication d'un
"homme, d'une poule, d'une fourmi, ou même d'un œuf de poule ou
"d'un protocoque. La vie primitive ou initiale aura à peine quelques-
"uns des caractères de la vie actuelle, mais pas tous. Ces idées sont
"la conséquence logique de la théorie de l'évolution, qui ne saurait
"admettre la formation de prime-saut d'un être primordial en
"pleine assimilation, avec réserves et membranes défensives."

Ailleurs, Herrera complète l'expression de sa pensée.

"Dans l'état actuel de nos connaissances, les *Protobius* représen-
"tent une transition très graduelle entre le vivant et le non-vivant.
"En effet, ils se produisent par la cristallisation incomplète des sels
"les plus communs dans un milieu colloïdal, silicique ou alumi-
"neux, et montrent fréquemment dans la même préparation de
"nombreuses formes de passage entre les cristaux parfaits, les
"sphéro-cristaux et les globules celluliformes qui ne cristallisent
"plus du tout à raison de l'interposition d'une quantité suffisante
"de colloïde coagulé entre les molécules cristallines. Ces globules
"appartiennent au règne minéral par leur composition chimique,
"mais, en fait, ils se rattachent au monde organisé par leur struc-
"ture microscopique, leur forme, leur consistance, et leurs autres
"propriétés pseudo-vitales. Je les ai désignés sous le nom de *Proto-*
"*bius cosmicus* et je propose d'en former un nouveau règne qui peut
"s'appeler *Protobial* ou de la vie primordiale. Dans ce règne entre-
"raient les cristaux liquides de Lehmann et Vöhrlander, les cor-
"puscules de Rainey et Harting, les plantes métalliques de Traube
"et Leduc; il pourrait arriver que beaucoup d'organoïdes de com-
"position chimique plus complexe, comme les oléates, savons et
"écumes de Bütschli, albumines salines de Mary, eussent pour base
"un colloïde minéral dissimulé dans la molécule organique; mais
"en tout cas, ils n'appartiennent pas, à la rigueur, au règne proto-
"bial, *n'étant pas primitifs*" (1).

"Il se peut que les matières organiques envisagées par Haëckel
"et la plupart des biologistes comme la base de la vie, correspon-
"dent à une conquête des cellules primordiales. Si nous acceptons
"pour un moment que les cellules siliciques-salines ont été partout

---

(1) A. L. Herrera, *El reino protobial*, in *Boletin de Ciencias médicas*, 1911, pp.
157 et 158.

"et toujours les mères de tous les organismes, se produisant sans
"difficulté par la décomposition des roches sous l'influence de l'eau
"et de l'acide carbonique, le problème s'illumine d'une façon re-
"marquable. En effet, ces cellules n'ont pas besoin de capsules, de
"membranes, pour la défense contre la dissolution. Tout organisme
"albuminoïde primitif serait attaqué et dissous par l'eau, surtout
"par l'eau de mer. Et j'ai dit que les cellules salines siliciques n'ont
"pas besoin de ces moyens de défense parce qu'elles se produisent
"à sec, sur des lits de silice en écailles, et peut-être, dans la nature,
"sur les roches ou le limon.

"Le carbonate de potassium absorbe la vapeur d'eau atmosphé-
"rique et fournit la quantité d'humidité indispensable pour former
"une gouttelette où se produira la cellule, par cristallisation in-
"complète du carbonate.

"Ces cellules n'ont pas davantage besoin de se prémunir contre
"le naufrage qui entraînerait jusque dans les fonds obscurs et
"froids les corps des prétendus organismes primordiaux se formant
"dans la mer. La submersion les placerait dans des conditions trop
"néfastes pour ces vies naissantes et délicates.

"Pas de réserves ni de diastases; l'apparition et la disparition de
"ces corpuscules ainsi que leur persistance, n'imposent pas un cercle
"vicieux de conditions, comme dans le cas des albumines. *En effet,*
"*sur un lit de feldspath, en présence de $H^2O$ et $CO^2$, on produira*
"*une chaîne continuelle de créations et destructions de cellules,*
"*même sans nécessité de phénomènes mitosiques.* Les cellules for-
"mées seront tuées par l'excès de $CO^2$ qui solidifiera la silice et les
"incrustera de carbonates. Aussitôt, l'air et l'eau attaqueront ces
"cadavres qui seront entraînés par dissolution ou mécaniquement,
"tandis que des cellules nouvelles se formeront sur le même lit,
"jusqu'à la destruction complète de la roche, ou l'épuisement des
"nappes souterraines si cette prolifération se produit sur le limon.
"Le soleil, les pluies, le milieu, auront une influence énorme sur
"cette cytogénie, ainsi que les variations de tous les facteurs ayant
"une action sur la kaolinisation et la déliquescence."

Herrera conclut:

"1.° L'apparition par génération spontanée d'un être formé par
"de la *matière organique* et en active respiration, assimilation, re-
"production, est impossible et même absurde;
"2.° Les premiers êtres, les organismes primordiaux, ont été pro-

"bablement des globules celluliformes formés par des colloïdes inor-
"ganiques, de l'eau et des sels.... dans un milieu inorganique
"semblable à celui qui les a produits dans mon laboratoire" '(1).

Ces vues trouvent leur synthèse dans l'ensemble des propositions designées par l'auteur sous le nom de *Théorie de l'œuf inorganique.*" "L'œuf inorganique a eu et aura la faculté de se reproduire (simple "augmentation de volume par agglutination de granules ultra-"microscopiques suivant l'opinion de Kunstler?) et d'évoluer "(imprégnation croissante de substances non structurales, combus-"tibles, anti-toxiques, etc.)" (2).

La thèse protobiale de Herrera n'est que la traduction plasmo-génique des hypothèse proposées par Virgilio Ducceschi (3) et par Horacio Damianovich (4): "L'organisation de véritables com-"posés vitaux, dit ce dernier, et le plein développement de leurs "principales fonctions, n'est pas un phénomène brusque, mais le "résultat de l'accumulation progressive des éléments primordiaux "différemment coordonnés et des forces physico-chimiques connues "et inconnues. Affirmer le contraire serait nier complètement l'évo-"lution et reléguer l'application de la doctrine de Lamarck et "Darwin à la période comprise entre l'apparition des monères de "Haëckel et celle de l'homme. Ces considérations conduisent à "admettre, dans la période pré-protoplasmatique, une véritable "*évolution des espèce chimiques plus simples*" (5).

Appareil osmotique silicique de la cellule organisée.—Parmi les hautes vraisemblances que l'on peut invoquer à l'appui de la conception de Herrera, figure principalement la découverte, par Herrera, lui-même, de l'appareil osmotique silicique de la cellule organisée. Cette géniale trouvaille suffirait à elle seule, à raison de ses applications à la philosophie et à la thérapeutique, à assurer la gloire de notre Confrère mexicain.

L'incinération de papier imprégné de silicate alcalin démontre une résistance à la combustion comme dans les tissus naturels. La

---

(1) A. L. Herrera, *Réflexions à propos des organismes primordiaux*, in *Mem. Soc. Antonio Alzate*, pp. 405 et suiv.; 416 et suiv.

(2) A. L. Herrera, *Théorie de l'œuf inorganique*, § 21, in *Mem. Soc. Alzate*. Vol. XXII.

(3) *Evoluzione chimica e evoluzione morfologica*, 1904.

(4) *La doctrina de la generación espontánea*, Buenos Aires, 1911.

(5) *Loc. cit.*, p. 28.

cholestérine de Merck incinérée lentement laisse un résidu où la silice est en assez forte proportion. La gélose, milieu de culture des bactéries très en usage, donne de la silice en abondance par incinération sur platine. Même remarque pour l'huile d'olive, l'acide oléïque, le blanc d'œuf.

La silice n'est pas mentionnée dans l'analyse de l'oignon par Fourcroy et Vauquelin (1) ; or, les cendres de la pelure d'oignon soigneusement et lentement incinérée sur un porte-objet, laissent voir un résidu blanc, revêtant l'aspect général des noyaux et des membranes, et formé par des sels, carbonates et silicates. Ces résidus sont souvent fendillés, balafrés de stries anastomosées, comme

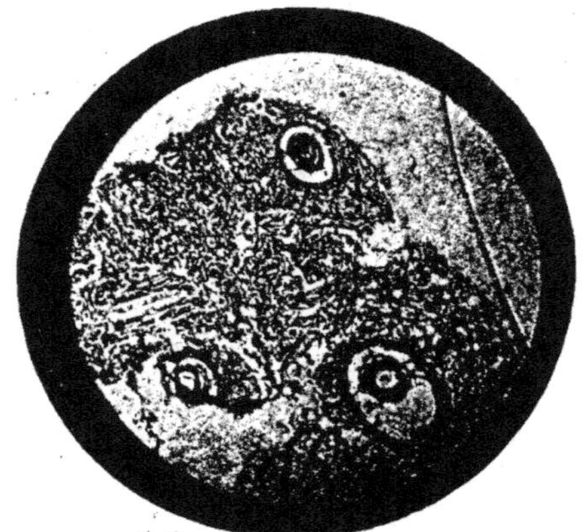

Figure 33
Théorie silicique. Poils tactiles de vache soumis à une incinération méthodique
Coupe mince (Microphotographie de A. L. Herrera).

des flocons siliciques desséchés. La pelure d'oignon vivante et fraîche s'entoure de ces flocons dans les solutions de sels métalliques, de bichlorure de mercure (qui donne seulement des précipités cristallins avec les phosphates solubles). Pour démontrer que le verre du porte-objet n'a pas d'influence sur ces résultats, on peut incinérer la pelure sur une lame de platine.

Tout tissu naturel, incinéré, se montre pourvu d'une trame silicique reproduisant les détails structuraux des éléments histologi-

_______________

(1) *Annales de Chimie*, LXV, p. 172.

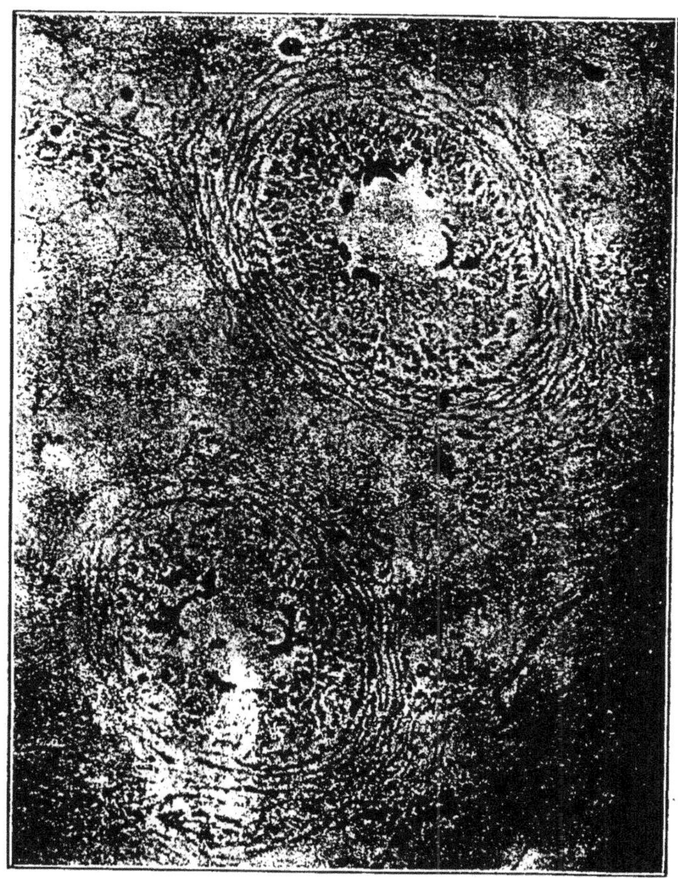

Figure 24

Incinération d'une coupe de cuir chevelu ( Microphotographie de A. L. Herrera ).

ques. Ont été microphotographiés les éléments suivants traités par cette méthode: Cellules de melon, de cactus rouge, de cœur de grenouille—Muscles de grenouille—Salive humaine (cellules épithéliales)—Estomac de grenouiile (retrait et fendillement)—Eléments figurés du sang de bœuf—Pollen de *Richardia africana*—Hématies de grenouille et d'axolotl—Cristallin de grenouille (retrait)—Bacillus et micrococcus—Amœba—Oscillaria, etc....

La trame silicique est, on le devine, à l'état colloïdal dans l'organisme vivant.

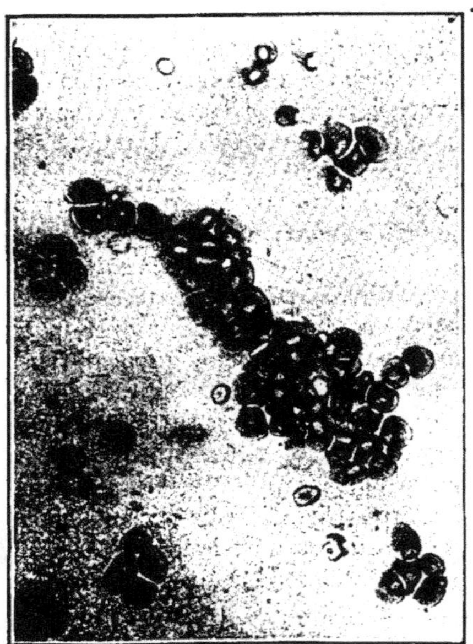

Figure 35

Hématies d'axolotl incinérées ( Microphotographie de A. L. Herrera).

OBJECTIONS.—Les vues de Herrera prêtent à la critique en ce sens que, par l'extrême simplicité qu'elles attribuent aux organismes primordiaux, elles laissent subsister pour le stade évolutif suivant toutes les difficultés qu'elles évincent sans les résoudre. On conçoit mal un processus de perfectionnement héréditaire chez des corpuscules proliférant "même sans nécessité de phénomènes mitosiques." L'affirmation d'une imprégnation *millénaire* des cellules originelles, n'est nullement nécessaire à la thèse soutenue. Pourquoi le milieu où apparut la vie organique n'aurait-il contenu aucun composé protéïque synthétisé sans l'intervention des phénomènes vitaux?

Au point de vue morphologique, une objection du même ordre que cet argument chimique, surgit également. La Nature a une tendance manifeste à réaliser, d'emblée, des types structuraux très complexes. A cet égard, notre *loi d'hérédité simulée* met les choses au point, sans nier la continuité parfaite qui rattache la Nature physique du monde organisée. Mais elle écarte toute conception abusive et peut-être puérile du principe de continuité, en lui-même certain. Nous avons formulé cette loi dans nos *Etudes expérimentales sur la génération primitive* (p. 32): "Une cellule quelconque "ou ovulaire, placée dans un milieu équivalent à la somme de ceux "que représenterait une hérédité donnée, peut se comporter rigou- "reusement de la même manière, quant à son évolution propre ou "aux résultats de sa fécondation, qu'une cellule ou un ovule jouis- "sant de cette hérédité." Dans ses *Consideraciones sobre la evolución de los organismos*, Victor Delfino a accordé l'importance qu'il mérite à ce principe dont notre évolutionnisme polyphylétiste, compliqué de l'apparition abiogénétique de prototypes bien spécifiés, comportait une application implicite dès 1904. Plus tard, Leduc l'a repris pour son compte lorsqu'il a écrit: 'L'osmose donne des pro- "ductions d'une grande complexité, beaucoup plus compliquées que "les êtres vivants les plus simples; ce fait, rapproché du *développe- "ment ontogénique* dans lequel nous voyons une simple cellule, "l'œuf, dans des conditions physiques et de milieu convenables, "évoluer rapidement et donner les êtres les plus complexes suggère "l'opinion qu'il n'y a pas eu seulement production d'une forme "très simple, primitive, dont toutes les autres proviendraient par "évolution, mais qu'il serait né par génération spontanée des formes "aussi nombreuses que variées qui ont pu, dès l'origine, atteindre, "par développement physique rapide un haut degré de comple- "xité" (1).

Enfin, les physiologistes se résigneront difficilement à attribuer aux organismes, qui comportent une hérédité certainement *aquati-*

---

(1) *Théorie physico-chimique de la vie et générations spontanées*, 1910, p. 196.

que et *marine*, l'origine *terrestre* voulue par notre illustre ami mexicain, dont la théorie conserve cependant le mérite énorme d'avoir souligné la nature minérale du substratum de l'organisation.

En résumé, la genèse des prototypes relève beaucoup moins de la cristallisation imparfaite que de la croissance osmotique, engendrée il est vrai par coagulation ou précipitation chimique (les micelles précipitées sont des cristaux imparfaits ultra-microscopiques), mais ayant pu se produire dans un milieu semi-organique, semi-inorganique, et donner de prime-saut des formes bien différentiées s'accroissant par osmose, offrant des échanges gazeux et des réactions catalytiques, et susceptibles de reproduction.

## CHAPITRE III

### Polyphylétisme abiogénétique

Les réserves que nous avons formulées au sujet de la théorie de Herrera nous conduisent à exposer les preuves de l'évolutionnisme polyphylétiste que nous avons fondé en 1904 et dont les Tomes I, II et IV de notre *Evolution et Transformisme,* notre brochure *L'homme créé par les animaux à leur image* et nos *Etudes expérimentales sur la génération primitive,* contiennent la démonstration. Dans notre manière de voir, les organismes sont scindés en grands groupes non consanguins; leur origine a été marquée par l'apparition de prototypes possédant quelques caractères essentiels du groupe, et dont la formation a été ontogénique, non phylogénique.

"Les strates peuplées d'organismes, écrit F. Pouchet, apparais-"sent comme autant de feuillets étalant magistralement toute "l'histoire de la création; splendide volume dont pas une page ne "se trouve égarée pour l'habile interprète de la Nature. Là, en "présence de cette incessante évolution de la vie, attestée par chaque "couche de l'écorce du globe; et en présence de cette perpétuelle mu-"tabilité de formes qu'on y observe, il ne peut s'offrir à esprit que "deux solutions: la génération spontanée ou la mutabilité; il faut "choisir!

"Mais il est probable qu'on doit évoquer en même temps l'un et "l'autre moyen.... L'un et l'autre existent évidemment; mais ce "qui reste encore à faire, et c'est là l'effort suprême, c'est de tracer "la limite où s'arrêtent l'une et l'autre puissance; celui qui en "aura le génie, pour me servir de l'expression de Linnée, *erit mihi* "*magnus Apollo*" (1).

---

(1) Dr. F. Pouchet, *Lettre à M. Ch. D. Rossi* (1er février 1870), in *Le Darwinisme et les générations spontanées,* par D. C. Rossi, Paris, C. Reinwald édit. 1870, pp. 243 et suiv.

Tel est l'œuvre formidable auquel, sans avoir eu connaissance de la lettre de Pouchet, nous avons consacré la majeure partie de notre activité depuis plus de onze années.

Les preuves du pluralisme des souches organisées et de la formation individuelle rapide des prototypes sont fournies par la Plasmogénie (voir le Chapitre précédent), la biologie, la paléontologie et l'embryogénie.

Rapidité des phénomènes morphogéniques.—La morphogenèse organique se réduit à deux phénomènes essentiels: la *cytogenèse* et la *plasmodialisation*.

Au point de vue histologique, les follicules ovariens primordiaux se composent d'un ovule nu, dans lequel le noyau résulte de la fusion de la vésicule de Purkinje et de celle de Balbiani. Cet ovule n'a pas encore de membrane vitelline et il est environné d'une couche de cellules plates, rudiment de *granulosa*. Il est très petit: 50 à 55 .. de diamètre. Son protoplasma finement granuleux n'a pas de vitellus. Quand le follicule de Graaf se développe, les cellules environnantes forment une membrane granulosa stratifiée. Peu après, la membrane vitelline se constitue autour de l'ovule et des grains de vitellus se développent dans le protoplasma. L'ovule, alors, dans son ensemble, est sensiblement ce qu'il doit être à l'état parfait. Sa cellulisation est le vrai point initial de la morphogenèse. L'adjonction des cellules-filles et leur plasmodialisation sont le second point des phénomènes préfaciaux de la morphogénie des métazoaires. Le poumon, le foie, le cerveau, les protovertèbres et la ligne primitive, sont des bourgeonnements de colonies cellulaires, et c'est la formation de vacoules dans des rudiments plasmodiaux multinucléés comme la fleur de tan *(Fuligo septica)* qui décide de la constitution des vaisseaux dont la complexité nous étonne. Le cœur, portion spécialisée du système vasculaire, naît comme tous les vaisseaux d'ébauches initiales, les "germes vasculaires" d'Uskow, plasmodies multinucléés disposés en cordons irréguliers, noueux, d'abord isolés les uns des autres, puis se fusionnant en réseaux. Ce sont de simples expansions de l'endoderme vitellin. Ils constituent au début des amas épars, les îlots de Wolff, à croissance inégale, et ne se réunissent que par l'emission de pseudopodies. Les vacuoles qui forment la lumière des futurs vaisseaux s'assemblent de ci, de là, par extension, de telle sorte que la substance du plasmode ne sert bientôt plus qu'à former de parois

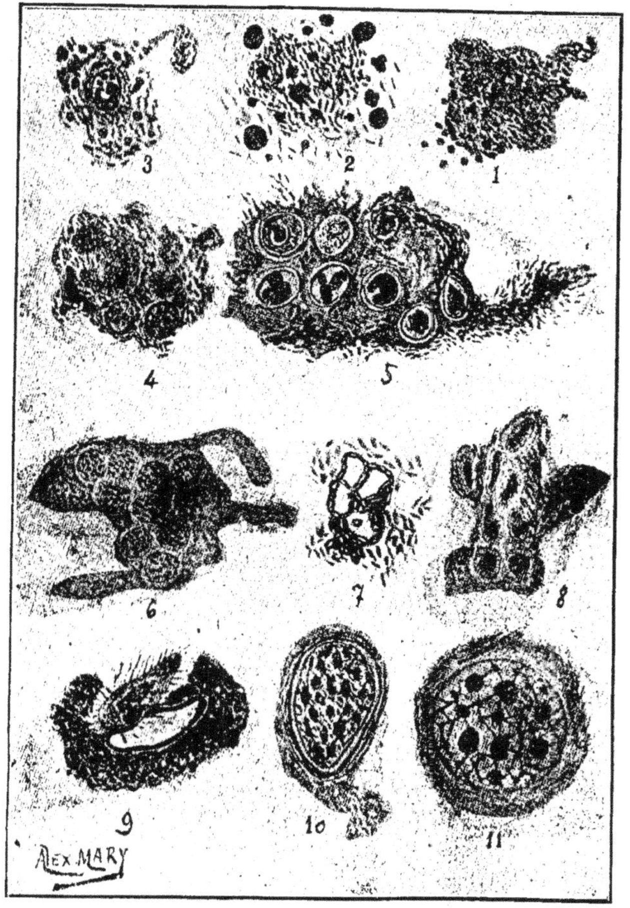

Figure 36

Clasmatogenèse. De 1 à 3, formation de monades dans la zooglée de *Bacillus subtilis*.
4 à 9, ovules spontanés; leur développement en Paramœcies. 10, embryon de Kolpode.
11 Embryon de *Volvox*.

vasculaires. Il importe de noter que "l'aire vasculaire" est d'abord beaucoup plus grande que l'embryon lui-même. Elle embrasse le vitellus nutritif tant chez le céphalopode que chez le poulet et le téléostéen, et se juxtapose à l'embryon lui-même dont elle est l'agent de nutrition le plus essentiel. On peut dire que la plasmodialisation qui suit la cellulisation marque le passage du protozoaire au métazoaire. Les observations suivantes, aussi bien que l'embryogénie, démontrent la brièveté chronologique de ces phénomènes.

*Protamœba nebulosa* est un exemple zoologique actuel de cellulisation. Découvert par nous, le 22 Septembre 1904, dans un puisard, cet étrange organisme se réduit à des îlots irréguliers ou à des plasmodies de protoplasma opalin, jaunâtre et granuleux. L'examen microscopique permet de suivre le fractionnement de la masse en cellules, les unes à chromatine diffuse, les autres à chromatine condensée, ces dernières dans la proportion de 4/10. Les réunions plasmodiales de ces cellules amiboïdes sont parfois d'une étendue considérable, puisque nous avons rencontré dans les marécages de Marissel, près Beauvais, des plasmodes de plusieurs mètres carrés. Quand l'eau est riche en matières organiques, que la température atteint 15° C et que la lumière est diffuse, les phénomènes de plasmodialisation, en partant de grumeaux épars, demandent une dizaine d'heures (1). Le cycle biologique de *Protomyxa aurantiaca,* de Haëckel, offre une évolution identique.

Dans la *clasmatogenèse,* nous retrouvons l'image de la plasmodialisation et de la cellulisation. Les paramécies peuvent se constituer par la différenciation d'ovules spontanés qui apparaissent comme les produits de la condensation d'une membrane proligère due à la réunion de monades protoplasmiques (microzymas) résultant de la dissociation du thalle de *Fucus vesiculosus* dans l'eau marine. Ces ovules s'organisent ainsi que nous l'avons déjà vu à propos de l'ovaire. La formation de leur membrane d'enveloppe est relativement tardive, comme celle de la membrane vitelline. Les paramécies sont très nettement spécifiées, et, une fois individualisées, elles ont,—pour peu que s'accroisse la concentration du

---

(1) *La matière organisée à l'état libre dans l'eau douce,* in *C. R. Congrès des Soc. Sav. de 1906,* Sciences.

milieu,—tendance à la réunion plasmodiale (1). De même, la plasmodialisation fœtale correspond à une perte d'eau (ou concentration) : la teneur en eau passe, au cours de l'ontogenèse humaine, de 90% au moins, à 70% environ.

C'est à la clasmatogenèse, processus entièrement distinct de l'hétérogenèse et de l'archigonie, que fait allusion Aristide Roger dans sa jolie poésie intitulée *La Mare:*

«La mare, c'est l'asile, où, dans sa fange noire,
La cellule s'anime et devient l'infusoire......
C'est le creuset qui fond la matière saisie;
C'est le monde où la mort régénère la vie;
C'est l'usine où l'on voit, dans le limon dormant,
Les êtres, par milliers, naitre spontanément!...... »
*(Les Rayons d'Avril).*

PALÉONTOLOGIE. ABSENCE DE FAUNE PRIMORDIALE.—"La chaîne qui "unit tous les organismes n'est pas toujours le lien commun de "l'hérédité, mais l'uniformité des lois organiques agissant sous des "conditions uniformes" (2).

"Les points de départ des espèces en progrès pendant une certaine période n'ont pas été les types terminaux des espèces qui "vivaient aux âges précédents, mais d'autres points plus reculés "dans les séries" (3).

"Soigneusement étudiés, les faits paléontologiques appuient l'idée "que la flexibilité fut bien plus grande vers l'aurore de la vie qu' "à l'heure présente,—et l'hérédité un phénomène d'autant moins "important." (Adam Sedgwick, *Discours* à la section zoologique de la *British Association,* 1899). En 1903, le prof. Hickson exprima des idées très semblables. Il alla jusqu'à dire que "dans les phases "les plus anciennes de l'évolution, la plasticité extrême et la réponse "rapide à des conditions extérieures changeantes furent nécessaires "à la survivance des organismes." Certains faits intéressants de même ordre ont été cités par Edward Fry, et Charles A. White appelle l'attention sur un grand nombre de faits paléontologiques ayant une égale signification (4).

─────

(1) Il s'agit d'observations en série faites sur une membrane proligère tenue à l'abri des contaminations extérieures et dans laquelle l'étude microscopique ne révèle, au début, ni œufs d'infusoires, ni infusoires enkystés *(Note des auteurs).*

(2) G. H. Lewes, *Fortnightly Review,* 1868.

(3) Cope, *The primary factors of organic evolution,* 1896.

(4) In Dr. H. Ch. Bastian, *The nature and origin of living matter,* Londres, Watts, 1910.

Nos publications antérieures touchant l'évolutionnisme sont bourrées de témoignages et de faits de ce genre; nous renvoyons particulièrement le lecteur à notre *Contribution au Polyphylétisme* (1905) et à nos *Organismes primordiaux* (1911). Il serait donc illégitime d'identifier le mode contemporain d'évolution par transformations imperceptibles, avec celui que durent adopter les premiers êtres organisés. Néanmoins, en présence du flottement de l'opinion sur la question capitale de l'existence ou de la non-existence d'une faune primordiale,—non attestée par des fossiles,—il nous faut revenir ici sur le problème paléontologique initial.

Pour Darwin et son école, une longue série d'êtres organisés conduirait de la cellule aux prototypes des métazoaires, dont la brusque venue ne serait qu'apparente. Mais cette préface de l'organisation serait à jamais séparée du livre de la Nature, à raison d'actions métamorphiques exercés par les granites, les diorites, les syénites et les gabbros sur les roches primitives, gneiss et micaschistes, qui auraient été dans le principe, non des roches azoïques, mais des phyllades fossilifères (1).

Seuls, les faits peuvent en décider.

"Lorsque le globe se refroidit graduellement," dit le prof. Sapper, cependant partisan d'une faune première hypothétique, "l'eau "chaude se précipita et forma, avec le sel et le chlorure de magné- "sium précipités en même temps, une mer très chaude, dans les "dépôts de laquelle on a vu le gneiss, sans d'ailleurs apporter de "preuves à l'appui de cette hypothèse" (2).

Voici la composition *absolue* des terrains primitifs:

B. Gneiss grenus, rubannés, micaschistes et amphibolites.

A. Gneiss granitoïde (3).

On doit discerner les étages chimiques suivants d'après leurs dominantes minérales, en tenant compte de gradations insensibles:

e) — du silicate d'alumine;

d) — de la magnésie;

c) — de l'oxyde de fer;

---

(1) Ernst Haëckel, *Création naturelle*, pp. 291 et suiv.—Darwin, *Origine des espèces*, Traduction Royer, Chap. IX et *note 80* de Royer.

(2) *L'Univers et l'Humanité.*

(3) La division du terrain gneissique en deux étages reconnaît pour auteurs: Gümbel, Kalkowsky (*Neues Jahrbuch*, 1880) et Michel-Lévy (*C. R. de l'excursion de la Soc. Géol. de France dans le Morvan en 1879*).

b) — de la chaux;

a) Zône des alcalis.

Une activité chimique intense, mais décroissante, a donc précédé, puis sollicité la formation des terrains primitifs. On ne peut supposer vraisemblablement autre chose que *l'origine interne* des alcalis et de l'oxyde de fer. D'autre part, la calcite lenticulaire est incorporée intimement au gneiss encaissant; le passage insensible de l'une à l'autre roche réclame une *cristallisation simultanée*. Le caractère cristallin des terrains primitifs est absolu, on n'y rencontre jamais ni cailloux roulés, ni sables, comme dans tous les terrains postérieurs; aucun témoin de l'état sédimentaire, détritique, regardé comme originel. Il n'y a de phyllades que dans le couronnement. Pourquoi, demande Albert de Lapparent, des actions métamorphiques auraient-elles déterminé, et seulement à la base des terrains primitifs, des actions universellement analogues?

Que le métamorphisme ait amené la cristallisation de l'andalousite, du grenat, du dysthène, de la staurotide, ou que des assises de roches sédimentaires aient cristallisé sous l'influence métamorphique de filons éruptifs (calcaire d'Antrim, en Irlande), il s'agit toujours d'un agent accidentel, local, ou zônal, et par là entièrement différent des conditions universelles qui ont permis au gneiss de recouvrir uniformément la surface terrestre. Si l'on réfléchit aux conditions de solidification de la première écorce terrestre, on se la représente comme une vaste *scorie siliceuse* nageant sur la pyrosphère et soumise à une pression atmosphérique regardée par de Lapparent comme étant deux à trois cents fois plus forte que celle d'aujourd'hui, à cause de la compacité de l'atmosphère, chargée de l'eau et des chlorures dont la condensation devait créer l'océan primitif. Les premiers granits se firent jour à travers les craquelures de cette écorce instable, base de toute la série des terrains sédimentaires. L'apparente stratification des gneiss vient de l'action de la pesanteur dans leur milieu formateur liquéfié, de l'énorme pression atmosphérique, du laminage ultérieur et de la pression des terrains plus récents dont quelques-uns ont été détruits par les agents externes de dénudation. Le granit n'est qu'un gneiss éjecté à travers les fissures de la première écorce. Il existe d'ailleurs, entre le vrai granit et le vrai gneiss, toutes espèces de transitions, ainsi qu'on l'observe aux environs des glaciers de l'Aar.

La présence du graphite et du diamant ne prouve rien en faveur de l'existence d'organismes à l'époque primitive, car les organismes fournissent le carbone à l'état de carbures d'hydrogène. Le carbone pur est un corps minéral, tellurique, n'ayant rien à démêler avec la présence ou l'absence des faunes et des flores. En outre, la formation du diamant et du graphite implique des températures incompatibles avec la présence du plasma, qui ne supporte jamais plus de 150° C et dont tous les phénomènes biotiques sont suspendus à 45° C. Quant aux soi-disant traces organisées (folioles de fougères) trouvées dans les gneiss de la Valteline, ce sont des dendrites pyriteuses donnant l'illusion d'empreintes végétales, et comparables, à cet égard, aux arborescences de peroxyde de fer et de bioxyde de manganèse qui décorent parfois les silex, les phosphorites et les calcaires compacts.

D'un autre côté, il existe des preuves minéralogiques de la cristallisation "in situ" des éléments du terrain primitif. D'après Zirkel et Kalkowsky, les grains de quartz du gneiss n'offrent jamais de *coupes* superficielles de files d'inclusions liquides, comme il adviendrait dans des grains roulés. Ces files s'arrêtent avant d'avoir atteint la périphérie des individus cristallins comme si chacun d'eux s'était consolidé à la place qu'il occupe. Et même, suivant M. Kalkowsky, les inclusions liquides du quartz prolongent leurs groupements suivant des surfaces planes inaltérées à travers plusieurs individus cristallins superposés, ce qui fait remonter la cause qui produisit ces inclusions, à l'époque même où "toute la masse du quartz était encore pâteuse" (1).

A l'encontre de l'existence d'une faune primitive, un très long temps a dû s'écouler entre la fin de l'époque primitive proprement dite et l'apparition de la vie. En Suède, les plus anciennes couches fossilifères reposent horizontalement sur des couches relevées de gneiss (collines de Kinnekulle). C'est l'indice d'une lacune, mais d'une lacune comblée sur beaucoup d'autres points par des couches entièrement azoïques. En France, en Angleterre, en Bohême, on voit des schistes et des grès différant du gneiss, du micaschiste et du thouschiefer, plus anciens que les premières couches fossilifères suédoises. Aux environs de Saint-Lô, de Mortain, et dans la chaîne d'Arrée, on voit des schistes argileux satinés et luisants reposant directement sur le granite et ne renfermant aucune trace d'organis-

---

(1) *Neues Jahrbuch*, 1880, I, p. 58.—A. de Lapparent, *Traité de Géologie* (édition de 1883), pp. 616, 636 et 637.

mes. En Ile-et-Vilaine, entre Bécherel et Montfort-sur-Mer, une assise de schistes mâclifères de dix kilomètres d'épaisseur est appuyée sur le granite et l'on n'y découvre aucun fossile. En Bohême et en Angleterre, plusieurs milliers de mètres de strates azoïques sont intercalés entre le granite et les premières couches fossilifères. Dans l'Amérique du Nord, au-dessous de l'étage Acadien on trouve un terrain de six kilomètres d'épaisseur (étage Huronien) entièrement dépourvu de fossiles. Au reste, le métamorphisme ne détruit pas forcément les fossiles, puisque le calcaire saccharoïde des Alpes livre, malgré sa cristallisation métamorphique, des ammonites et des bélemnites parfaitement identifiables.

Ces raisons n'empêchent nullement d'admettre l'existence de puissants agents morphogènes à la fin de l'épode gneissique, dans le premier Océan surchauffé. Des formes "protobiales" durent naître en grande quantité dans les premières précipitations, colloïdales, et l'idée d'êtres organisés rudimentaires excrétant la silice, comme d'autres formes, plus tard, excrétèrent le calcaire (1), est très rajeunie et rendue très vraisemblable par les expériences des plasmogénistes. Mais cette création primitive, que des découvertes imprévues permettront peut-être un jour de reconstituer, traduirait l'action organisatrice fugace d'un milieu totalement différent de celui qui enfanta les progéniteurs des êtres actuels, et il paraît impossible d'établir entre ces deux créations distinctes un lien généalogique quelconque, bien que les forces qui les engendrèrent toutes deux n'aient différé que par leur conditions d'activité.

SÉPARATION DES GROUPES.—Les grands hiatus paléontologiques, les divergences de l'anatomie comparée, de la chimie biologique et de l'ontogénie, nous ont conduit à diviser le règne animal en cinq groupes phylogéniques. (Pour plus de détails, voir *Evolution et transformisme*, Tome IV). En voici le tableau:

---

(1) Clémence Royer, *Notes* de la traduction de *L'origine des espèces*.

| Prototypes | Type général réalisé par la lignée | Formes essentielles |
|---|---|---|
| *Acanthoteuthis*............... | Céphalopode nu............... | Bélemnites, Sèches, Poulpes. |
| *Orthoceras ( Wolborthella )*. | Céphalopode testacé......... | Ammonites, Criocères, Baculites. |
| *Pteraspis*...................... | Vertébré...................... | Poissons, Dipneustes, Batraciens, Théromorphes, Marsupiaux, Reptiles, Oiseaux, Mammifères. |
| *Polype*.......................... | Mollusques proprement dits......................... | Méduses, Bryozoaires, Brachiopodes, Lamellibranchess Gastéropodes. |
| *Provermalia*.................... | Articulé...................... | Vers, une partie des ancien, «Rayonnés,» Artropodes. |

Quatre des prototypes sont d'âge primaire. Ce sent: Polype primitif (Précambrien), *Wolborthella* (Cambrien inférieur), *Provermalia* (Cambrien moyen), *Pteraspis* (Silurien supérieur). Le cinquième est d'âge secondaire: *Acanthoteuthis* (Trias). D'après la chronologie cosmogonique, il s'est donc écoulé plusieurs millions d'années entre l'apparition des prototypes les plus voisins. Il est logique de supposer que des germes vierges de toute tendance atavique furent produits sur Terre autant de fois que se renouvela la création d'un prototype. Ces germes évoluèrent ontogéniquement dans des ambiances équivalant, par leur complexité physico-chimique, à de longues hérédités. Cinq phases embryogéniques durent leur être communes: Monera, Amœba, Synamœba, Blastœa, Gastrœa, au-delà desquelles le développement ontogénique fut divergent.

Le règne végétal forme un groupe unitaire, et les Protistes, un grand nombre de petits groupes souvent renouvelés dans le cours des âges.

MINÉRALOGIE BIOLOGIQUE.—"Le vertébré, dit René Quinton, res-"sort comme marqué d'un caractère particulier, qui l'oppose au "reste du règne animal, et le situe à part, au-dessus. Tandis que le "règne animal tout entier, sauf les Vertébrés, accepte, ou plutôt "subit, en face de la concentration progressive des mers et du refroi-"dissement du globe, les conditions nouvelles qui lui son faites et "auxquelles il ne peut se plier qu'en pâtissant, les Vertébrés témoig-"nent d'un pouvoir spécial; ils se refusent à un tel "accept".... En "face de la concentration des mers comme du refroidissement du "globe, ils maintiennent la concentration et la température origin-

"Iles et optima..... Ils sont donc, pour une part, les maîtres des "conditions foncières inhérentes à leur prospérité" (1).

Cette forme inconsciente du combat pour la vie est une preuve de l'un des points de notre thèse polyphylétiste. Probablement, les manières différentes dont se comportent les animaux en face des variations ambiantes, et en particulier *thermiques, tiennent* à la nature, nullement unique dans la série zoologique, des dominantes minérales du sang. D'après Gaube *(Cours de Minéralogie biologique)*, le fer est le métal dominant, respiratoire, du sang des Vertébrés; un rôle identique est joué dans le sang des Céphalopodes par le cuivre, et dans celui des Mollusques par le manganèse. Ainsi, la seule biochimie tronçonnerait l'arbre généalogique unitaire du règne animal, longtemps adopté par les transformistes, en trois arbres au moins (2).

Embryologie.—Des types embryologiques concrets, tirés des cinq groupes métazoaires, permettent de découvrir, dès le début de l'évolution ontogénique, des divergences profondes répondant à une évolution distincte. Les formes larvaires retracées par l'ontogénie représenteraient, on le verra aussi, des formes adultes *non viables,* preuve de l'évolution ontogénique rapide de prototypes.

### Pelagia *(Méduse)*

L'œuf fécondé monéral se blastomérise par segmentation. La morula se constitue par différenciation d'un noyau, quand le nombre des blastomères dépasse 30. Elle se dédouble en deux feuillets, l'un, supérieur, formé de petites cellules ciliées, l'autre, inférieur, à grands éléments hexagonaux. Cette planula s'accroît dans le sens perpendiculaire à son premier plan de développement pour former une cloche sur laquelle est situé le pôle oral. L'intestin se développe par suite de la création d'une vacuole ramifiée dans l'endoderme, et les tentacules apparaissent à équidistance du pôle oral et du pôle aboral.

### Cucullanus *(Articulé 1)*

La segmentation de l'œuf donne une blastula, bi-laminaire, ovale, avec un blastocœle réduit à une simple fente. Les bords parallèles

---

(1) *L'eau de mer milieu organique*, pp. 453 et 454.
(2) Albert et Alexandre Mary, *Les organismes primordiaux*, p. 349.

au grand axe s'incurvent du côté endodermique et se rejoignent dans toute la partie moyenne et postérieure. L'ouverture antérieure acrescente forme la bouche. Le bourgeonnement des cellules les plus rapprochées du pôle oral, forme le mésoblaste.

## Culex pipiens *(Articulé II)*

La monographie de *Cucullanus elegans* nous met en contact avec un fait qui ne s'observe chez aucun représentant du groupe des Polypes, Méduses et Mollusques proprement dits, pas plus que chez les Céphalopodes : le reploiement de la blastula et la soudure suivant une ligne sagittale des deux rebords préalablement libres. Mais comme chez les Annelés aussi bien que chez les Vertébrés il existe des œufs à vitellus abondant ; comme, d'autre part, les Annelés sont le plus souvent métamérisés, ainsi que tous les Vertébrés, ce qui a conduit à chercher entre ces deux groupes un lien phylogénique : il s'agit de savoir si, dans les deux groupes, les relations du vitellus et de l'embryon sont homologues, et si le développement des métamères est corrélatif.

Dans *Culex pipiens*, le protoplasma de l'œuf forme une zône partielle, la "membrane germinale." D'abord indifférenciée, elle devient le siège de la formation de noyaux. Les deux feuillets blastodermiques sont limités à un petit bourrelet allongé ou "bandelette primitive" qui se sépare, par un sillon, en deux bandelettes longitudinales, rudiment de symétrie bilatérale. En même temps que des sillons transversaux intéressent le mésoblaste à mesure qu'il se forme par bourgeonnement, et que s'ébauchent ainsi les zoonites, le blastoderme se développe latéralement de bas en haut, et le tronc de l'imago est complètement formé quand les bords libres de chaque moitié se sont rejoints suivant une ligne sagittale.

C'est le même processus que dans *Cucullanus*, mais ce dernier n'a qu'un zoonite, et la marche des phénomènes, dans *Culex*, est modifiée par le développement du vitellus nutritif, dont la présence permet précisément d'apprécier toutes les différences qui règnent entre l'ontogénie des Annelés et celle des Vertébrés. Cuvier séparait les Annelés des Vertébrés à la faveur des relations du système nerveux et du tube digestif, le premier étant sus-digestif chez les Vertébrés et sub-digestif chez les Annelés. *Cette interversion fondamentale est essentiellement originelle.* Chez les Annelés, le vitellus est constamment dorsal, c'est-à-dire situé au-dessus de l'embryon, .

de telle sorte que les zoonites environnant le vitellus viennent se rejoindre sur la face dorsale. Chez les Vertébrés, au contraire, le vitellus est toujours ventral, c'est-à-dire placé au-dessous des feuillets du blastoderme qui opèrent leur jonction sur la face ventrale. La distinction établie par von Baër et fondée sur l'interversion des fonctions relatives du vitellus et de l'embryon, justifie celle faite par Cuvier et en porte la raison d'exister à l'origine même des êtres qu'elle sépare. Si, d'autre part, le bourgeonnement métamérique intéresse de prime-saut tout l'aire embryonnaire de l'annelé, il n'intéresse que la *chorda dorsalis* du vertébré, autre distinction originelle. Ces obstacles n'existent pas quand il s'agit d'identifier les Rayonnés aux Articulés, car on conçoit très bien un groupement de zoonites en étoile par suite du bourgeonnement anal multiple d'un articulé développé de par ailleurs suivant son type fondamental.

### Sepiola *(Céphalopode nu)*.

La segmentation du vitellus est très restreinte. L'endoderme est représenté par quelques gros éléments noyés dans le jaune nutritif, tandis que les petites cellules ectodermiques, bien plus vite multipliées, tendent à recouvrir le jaune. Le manteau apparaît sur une plaque cellulaire blastodermique centrale, tandis que le pôle anal est le siège de la différenciation des branchies. L'arrière-jonction des épipodes constitue l'entonnoir. La résorption du vitellus de nutrition permet aux cellules endodermiques de manifester un géotropisme positif que, incurvant la larve, imprime au tube digestif la forme en U, et rapproche la bouche de l'anus. Les tentacules sont le résultat d'un bourgeonnement blastodermique symétrique, latéral au manteau.

### Nautilus *(Céphalopode testacé)*.

De très bonne heure, la différenciation d'un crâne cartilagineux et la création de parties solides endo-tissulaires rapprochent les Teuthodes nus des Vertébrés, par convergence, et leur permettent même de s'élever au-dessus des Acrâniens. Chez le nautilide, au contraire, les parties solides internes n'apparaissent point, et dès le principe la secrétion calcaire se porte à l'extérieur; à cet égard, l'effort différenciateur agit dans un sens tout différent, puisqu'il se traduit de prime-saut par la création de cloisons et le développement du manteau en un siphon très étendu communiquant avec chacune des dites cloisons.

### Ascidia.—Amphioxus

La gastrula se forme par invagination d'une blastula résultant de la segmentation totale de l'œuf. Cette gastrula contribue tout entière à la formation de la larve, et son archenteron sert d'ébauche à l'intestin définitif. Ces caractères outogéniques sont distinctifs d'un phylon probablement insolé et sans importance, dont l'*Amphioxus* serait la branche ascendante, et l'*Ascidie*, qui perd sa corde dorsale en cours d'évolution, la branche régressive.

### Vertébrés

La division de l'œuf est constamment karyokinétique. Il y a des œufs à vitellus nutritif surabondant, tels que l'œuf méroblaste de la poule, et des œufs très pauvres en jaune nutritif, tels que l'œuf holoblaste des mammifères. La gastrula des Vertébrés se comporte très différemment de celle des polypes, des mollusques ou des vers (même lorsque cette dernière acquiert par résorption pariétale une deuxième ouverture pour former une trochosphère). La gastrule du lapin consiste en un ectoderme vésiculaire formé de petites cellules claires, sur la paroi interne duquel se déploie un endoderme formé de quelques grosses cellules fortement granuleuses. Le blastopore n'existe pas. D'ailleurs, même quand il existe, il n'est par rapport à l'intestin primitif des gastrules d'animaux inférieurs qu'une simple homomorphie. L'énorme archenteron de la grosse gastrule épibolique du poulet, bourré d'un vitellus rempli de noyaux, ne joue aucun rôle dans la formation de l'intestin définitif. Celui-ci naît d'une vacuole qui se constitue sur le bord inférieur de l'endoderme. Contrairement aussi à ce qu'l'on a vu jusqu'ici, le vrai embryon du vertébré avec sa zône transparente et sa zône opaque, ne se forme pas de tout le corps de la gastrula; il n'est qu'une épigénie rapidement déterminée sur un point de cette dernière. Cette formation locale est caractérisée par la ligne primitive sous laquelle naissent les deux lames symétriques du mésoderme, probablement par dédoublement de l'endoderme, bien que l'ont soit loin d'être d'accord sur ce point. On remarquera que cette ligne, ébauche caractéristique du canal neural, est d'une précocité telle qu'elle précède de beaucoup l'apparition des organes de nutrition. Le système nerveux est déjà défini dans ses grandes lignes avant que le tube digestif ait deux ouvertures, puisque le "bouchon cloacal" est indemne sur des embryons mammaliens de 7 millimètres. Si l'ontogénie décalque la phylogenèse, le vertébré a été déterminé dans son type morphologique avant même d'être viable en tant que végéto-animal. C'est dire combien la formation de son prototype a été ontogénique et distincte.

*Embryologie humaine.*—Les tissus sont générés par l'ectoderme, le mésoderme et l'entoderme. Primitivement, les membres sont les prolongements d'une crête cutanée latérale, dite crête de Wolff, courant le long des flancs et formant une sorte de nageoire comparable à la nageoire impaire du bord latéral et ventral des Sélaciens.

L'ectoderme fournit tout l'épithélium et le système nerveux. La moëlle épinière, ou neuro-épithélium, tubiforme, a une section ovale. Elle forme un névraxe antérieurement trivésiculaire. Par bourgeonnement, ce tri-encéphale donne d'abord un cervelet bilobé (en tout cinq vésicules). C'est le bourgeonnement secondaire de cet appareil primordial qui cause la céphalisation interne par voie de replis et de circonvolutions. Au huitième mois seulement, apparaissent les caractères décisifs des neurones pyramidaux. Les méninges mésodermiques naissent d'une couche plasmodiale génitrice du squelette céphalique membraneux. La pie-mère engendre l'arachnoïde et la dure-mère. Le système nerveux périphérique provient de la fasciculation des cylindres-axes prolongés des cellules neurales. L'œil est ectodermique: sa membrane dioptrique provient du système nerveux central, et le cristallin, de l'ectoderme proprement dit. Quant à l'oreille interne, elle est ectodermique, et on peut la considérer comme homlogue d'un otocyste de mollusque différencié. Le pavillon externe a pour origine la soudure de six tubercules périphériques primitifs. Les champs nasaux de His, ou appareil olfactif primordial, sont deux fossettes ectodermiques invaginées.

L'appareil glandulaire est épithélial. L'appareil mammaire, d'abord diffus, naît sur la crête de Schultze depuis l'aisselle jusqu'au pli inguinal.

Les arcs branchiaux (il y en a 4 chez l'homme et les mammifères) sont ectodermiques. Le premier est l'arc maxillaire supérieur, avec sa branche maxillaire inférieure; le deuxième est l'arc hyoïdien. Les dents sont des papilles ossifiées de la muqueuse buccale. Le tube digestif est entodermique. L'appareil respiratoire est un diverticulum de l'intestin céphalique; il résulte de la transformation des deux dernières poches branchiales (Götte, Fol, Kastschenko). Les poumons sont de petits sacs ayant autant de cavités primitives que de lobes définitifs. Les lobules naissent par un bourgeonnement d'autant plus réitéré que le poumon est plus différenciée (ce bourgeonnement s'arrête vite chez les reptiles).

La tige dorsale mésodermique est le premier linéament du squelette. Elle s'environne d'une gaîne mésodermique, matrice des pièces cartilagineuses ou osseuses du squelette définitif. Acrescente chez la lamproie, elle sert pendant quelque temps, chez l'homme, de directrice à la constitution du squelette, puis disparaît rapidement.

Les myotomes primitifs émanent du mésoderme; ils donnent les muscles troncaux et ceux qui rattachent l'appareil hyoïdien à la ceinture scapulaire. Ces derniers sont produits par les extrémités ventrales des premiers myotomes postérieurs à l'otocyste. Chez les Reptiles, on voit fort bien les cinq premiers de ces myotomes envoyer des prolongements ventraux qui se recourbent en avant pour occuper la place des muscles en question. Chez les Oiseaux et les Mammifères, où la prolifération de l'extrémité ventrale des myotomes est diffuse, cette disposition typique est effacée par l'abréviation du développement.

Les muscles moteurs des mâchoires viennent des arcs branchiaux. L'appareil uro-génital est mésodermique. Dans les deux sexes, Waldeyer a trouvé un épithélium germinatif avec ovules primordiaux. Mais, tandis que chez le sexe féminin, le canal de Wolff s'atrophie au profit du canal de Müller, c'est le contraire qui advient dans l'autre sexe. Les néphrotomes décentralisés de l'embryon humain sont encore plus nets chez les germes des vertébrés inférieurs.

Le squelette mésodermique est successivement membraneux, cartilagineux et osseux.

Quant à l'appareil vasculaire, mésodermique, il est d'abord uniforme, le cœur compris, sous l'aspect d'une couche plasmodiale, polynucléée, réticulée. Encore cette couche plasmodiale ne forme-t-elle originairement que des îlots épars, se réunissant en réseaux par la suite (voir plus haut: *Rapidité des phénomènes morphogéniques*).

### Conclusions

Il existe plusieurs types ontogéniques primitifs distincts, ayant évolué chacun en son sens, mais n'ayant acquis de complications qu'en vertu d'un mécanisme relativement simple, toujours ramenable à une colonisation d'organes spécialisés, primitivement tous semblables, et dus au bourgeonnement d'un appareil typique, aussi développé que le permit, dès le début, ie milieu dont la morphologie est l'expression (1).

Origine et débuts de la génération secondaire.—Nous avons consacré à l'étude de la reproduction des prototypes, tout un important chapitre de nos *Organismes primordiaux*. De la documentation très nourrie qu'il renferme, nous avons tiré les conclusions suivantes:

Les vers et les polypes primitifs ne connurent d'autre procédé de perpétuité que la scissiparité et le bourgeonnement, et leurs descendants n'acquirent les caractères sexuels qu'à la faveur de tardives différenciations. Les premiers Céphalopodes (deux groupes) et les premiers *Pteraspis* furent des femelles, qui engendrèrent de longues lignées parthénogénétiques. Parmi ces êtres, femelles comme leurs producteurs, il s'en trouva pour qui la bataille pour vivre fut plus dure, ou la pitance plus rare: leurs produits immédiats furent les premiers mâles. Et la génération sexuée se substitua graduellement à la primordiale parthénogenèse.

---

(1) Bibliographie embryogénique: Huxley, *Éléments d'anatomie comparée des animaux invertébrés;*—Schulze, *Zeitschrift für Wis. Zoologie*, XXV Band, 1875;—Van Beneden, *Recherches sur la composition et la signification de l'œuf*, 1870;—Giard, *C. R. Acad. Sciences de Paris*, 17 et 24 Janvier 1876;—Bütschli, *Zeitschrift, etc.*, XXVI Bd.; —Henri Coupin, *Les Mollusques;*—Fol, *Développement des Ptéropodes*, in *Archives de Zoologie*, T. IV, N<sup>os</sup> 1 et 2;—Lankester, *Observations on the development of the Pond snail Lymnæus stagnalis*, in *Quarterly Journal of microscopical science*, Vol. XIV;— Giard, *Embryogénie des Ascidies, Assoc. Française pour l'avancement des Sc.*, Congrès de Lille, 1874, et *C. R. Acad. des Sc.*, 13 Décembre 1875; -Testut, *Traité d'anatomie humaine*, Tome IV;—Hæckel, *Histoire de la Création et Anthropogénie.*

# LIVRE II

## LES FÉCONDATIONS ARTIFICIELLES

### CHAPITRE UNIQUE

#### Parthénogenese expérimentale et Plasmogénie

La parthénogenèse naturelle est une preuve irréfragable de l'inégale importance ontogénique de l'ovule et du principe mâle. Alors
que l'œuf apparaît constamment comme la première cellule de l'être
futur, dont il fournira les éléments histologiques les plus divers
par une multiplication intense accompagnée et suivie de différenciations tissulaires, le principe mâle se voit relégué au rang d'une
simple circonstance de milieu, susceptible d'être totalement remplacée dans son action fécondante par certaines conditions nutritives, thermiques, etc..... Cette inégale importance des deux
gamètes, sur laquelle nous avons en partie basé nos premières
conceptions évolutionnistes (1) et qui fait l'objet de notre *loi d'hémi-
biogenèse* (2) a laquelle V. Delfino a donné une grande importance,
éclate plus lumineusement encore dans le laboratoire, où sont
systématiquement écartées toutes les causes d'erreur que peut
offrir l'observation de la parthénogenèse naturelle.

Féconder un ovule à l'aide de spermatozoïdes d'une espèce différente (croisement), n'est-ce pas déjà infliger une entorse aux exagé-
rations systématiques de la thèse biogéniste? Les premiers essais
de croisement pur et simple sont dus à Spallanzani, Pflüger, Bonn,
Hertuzy, Diresch, Boreri et Berscon. Tous les essais de fécondation
des œufs d'oursins par des spermatozoïdes d'astérie échouèrent

----

(1) *Evolution et Transformisme*, Tome I<sup>er</sup>, 1904, pp. 10 et 11, et *passim*.

(2) Voir *Etudes expérimentales sur la génération primitive*, Paris, Rousset, 1909,
pp. 30 et suiv.

jusqu'à, se que Loëb (1913) eût l'idée de modifier la constitution chimique du milieu de développement en ajoutant de petites quantités de carbonate de sodium à l'eau de mer neutre (1 à 2 c. c. de solution au dixième pour 100 c. c. d'eau marine (1). Le principe mâle mis en jeu ne représent ici qu'une fraction de l'élément fécondant; il reste impuissant à produire la segmentation de l'ovule s'il ne reçoit un complément physico-chimique.

Une série considérable d'autres expériences prouvent la possibilité d'une substitution totale, au principe mâle, d'agents physiques ou chimiques plus variés qu'on n'oserait l'imaginer. En 1886, Tichomiroff féconde des œufs de *Bombyx morix* par le contact de l'acide sulfurique concentré ou le frottement léger d'un pinceau. Hertwig, en 1895, féconde des œufs d'oursins par le sulfate de strychnine à 0,10%. Mead, en 1898, détermine au moyen du chlorure de potassium le développement des œufs vierges de *Chaetopterus* (annélide marin). Presque en même temps, Morgan féconde des œufs d'oursins par l'eau de mer hypertonique, mais sans obtenir d'embryon complet. En 1899, Loëb obtient des larves normales en plongeant pendant deux heures des œufs d'oursins et d'astéries dans de l'eau de mer hypertonisée par des chlorures de sodium, de potassium et de magnésium, de l'urée et de la saccharose, et les remettant ensuite dans l'eau marine normale. En 1905, Lefèvre prouve que si l'on place des œufs de *Thalaosema mellita* (annélide) dans l'eau de mer acidulée, il se forme une membrane, et un développement larvaire s'en suit en replaçant ces œufs dans l'eau de mer ordinaire. Delage, en 1906, traite des œufs d'astérie par l'eau saturée de gaz carbonique et obtient un grand nombre de larves parthénogénétiques. Il remarque aussi que le pourcentage de fécondations artificielles augmente notablement, dans des conditions définies, en faisant intervenir de petites quantités de cyanure de potassium; et en 1908, il féconde des œufs d'oursins au moyen de décharges électriques alternativement positives et négatives. Enfin, en 1910, Bataillon féconde des œufs de grenouille *(Rana temporaria)* en les piquant avec un stylet de platine, de verre ou de manganine de un cinquantième de millimètre de diamètre, préalablement aseptisé (2).

---

(1) J. Loëb, *University of California publications*, I, Avril 1903, p. 1.—*La dynamique des phénomènes de la vie*, traduct. Dadin et Schaeffer, 1908, p. 293.

(2) E. Perrot, *La parthénogenèse expérimentale*, in *La Nature*, 25 Mars. 1911, p. 270.

Ces méthodes, en apparence si diverses, reviennent toutes à des procédés purement plasmogéniques. L'emploi de milieux hypertoniques ou d'acide sulfurique, provoque une déshydratation de l'ovule, c'est-à-dire une succession de courants centrifuges de diffusion accompagnés d'un développement de la tendance à la pectisation ou à la cristallisation imparfaite. Cette même tendance à la coagulation ou à la précipitation est encore mise en œuvre par l'utilisation d'eau acidulée ou de gaz carbonique, dont on connaît, à de très faibles doses, l'influence sur la silice colloïde. L'action bipolaire du courant électrique provoque la segmentation des colloïdes de laboratoire. Quant aux traumatismes mécaniques de Tichomiroff et de Bataillon, il y a tout lieu de croire qu'ils agissent en activant la diffusion.

Par la fécondation artificielle, l'homme se rend maître, grâce à l'expérimentation, de l'un de phénomènes les plus merveilleux dont la Biologie puisse nous offrir l'étude. Les récents essais de Bataillon attestent que les Vertébrés n'échappent pas à la loi générale. Ceci permet d'entrevoir la culture artificielle des ovules les plus variés dans des milieux parmi lesquels l'expérience comparative choisirait une ambiance *optima*. Mais ces conquêtes techniques auraient peut-être des aplications anthropologiques d'une tout autre importance. La femme elle-même, libérée des souffrances et des dangers de la maternité, pourrait se borner dans certains cas à fournir des ovules vierges à des laboratoires spéciaux où la fécondation artificielle serait suivie d'un élevage rationnel dont une connaissance plus parfaite de la physiologie générale et de la physiologie humaine déterminerait les dispositions opératoires et les conditions physico-chimiques. La procréation volontaire des caractères sexuels et intellectuels permettrait alors d'imposer aux jeunes êtres les qualités physiques et les facultés psychiques, les plus diverses et les plus utiles. Pour hardie et fantaisiste que semble une telle hypothèse, et pour lointaine que doive être sa réalisation, elle ne sera pas moins, si jamais elle entre dans le domaine de la réalité, la solution la plus magnifique et la plus fructueuse des problèmes pratiques de l'eugénésie. Tant d'utopies sont devenues des fait acquis que l'on peut se demander s'il existe réellement des utopies, et si tout ce qui découle logiquement de principes scientifiques n'est pas, tôt ou tard, destiné à se dépouiller du voile nébuleux de la fiction !

# LIVRE III

## Applications médicales et industrielles

### CHAPITRE Ier.

#### Hygiéne et Thérapeutique

Les lois plasmogéniques sont particulièrement riches en corollaires touchant l'Hygiène et la Médecine. Aussi bien, ce Chapitre prendrait-il facilement l'étendue d'un volume, si son importance forcément effacée dans un travail d'ensemble, ne nous contraignait à en restreindre le développement. Quelques exemples suffiront d'ailleurs à faire naître un monde d'applications de toutes sortes dans l'esprit du lecteur.

Prenons, si l'on veut, la notion d'isotonie. Dans une solution de chlorure de sodium à 0,90%, isotonique au sérum sanguin, les éléments anatomiques n'éprouvent aucune altération, mais échangent des électrolytes. L'eau pure, dont la pression osmotique est très faible fait éclater les cellules qu'elle baigne; d'où l'emploi des applications humides pour faire tomber les croûtes sèches de l'eczéma et de l'impétigo. *Giftbrunnen* (source empoisonnée) à Gastein, dans le Tyrol, est une source qui donne une eau très *pure* et très *toxique* (1). L'insuffisance minérale et particulièrement calcique des eaux de source détermine le rachitisme et l'ostéomalacie, ainsi que nous l'avons rappelé dans notre mémoire sur *Le Problème de l'Eau dans le Nord-Ouest du bassin de Paris,* publié par la Société belge de Géologie, de Paléontologie et d'Hydrologie.

_______________

(1) Dr. S. Leduc, *Théorie physico-chimique de la vie*, pp. 66 et 67.

Sale-t-on, avant la cuisson, l'eau dans laquelle on fait bouillir des pommes de terre, des châtaignes, des haricots, des lentilles? Ces végétaux se dessèchent et se raccourcissent, leurs membranes deviennent adhérentes, ils sont pénibles à digérer, difficilement-attaqués par les sucs digestifs. Au contraire, lorsqu'on fait cuire ces aliments dans l'eau douce, que l'on sale après la cuisson, ils absorbent de l'eau, se gonflent, la peau éclate, les grains de fécule sont également gonflés et éclatés, la pulpe est friable, les sucs digestifs atteignent rapidement toutes les parties, la digestion est facile (1).

La chimie plasmogénique, d'après Herrera, pourra concourir à préparer les aliments artificiels annoncés par Berthelot (2). On se souvient des applications de la morphogenèse à la médecine légale (Lecha-Marzo) et à la bactériologie. Et d'un autre côte, qu'est-ce que la médication marine de Quinton, sinon une méthode thérapeutique essentiellement minérale et plasmogénique?

Schultz dit que la silice a une influence physiologique considérable et qu'elle devra avoir des applications médicales importantes. Nous avons mis en lumière l'inocuité des injections hypodermiques de silicates dilués; la conclusion de nos essais a été que "l'addition " de silicate de potasse au milieu interne des organismes favorise " dans de proportions mesurables l'activité vitale" (3). Les injections hypodermiques de *Silicion* (silice colloïdale obtenue par la méthode de Lancien) triomphent du goître (4). Nous avons tenté la reminéralisation générale et la régénération tissulaire dans la tuberculose pulmonaire par des injections de *biogénol* (silice colloïdale dialysée) ; les essais, commencés en 1913 dans plusieurs hôpitaux de Paris, ont été abandonnés avant d'avoir donné, au dire des Médicins qui en avaient assumé la responsabilité, les résultats curatifs probants que nous attendions; mais de nouvelles observations on été plus concluantes (5).

---

(1) Leduc, *loc. cit.*, pp. 67 et 68.

(2) *Une science nouvelle, la Plasmogénie*, p. 32.

(3) Voir Herrera, *Importance des colloïdes naturels inorganiques*, *Soc. Alzate*, T. 32, p. 354.

(4) Dr. Suard, *Goître simple traité par le silicium colloïdal*, in *La Presse Médicale*, 18 Octobre 1913.

(5) V. *Revista de Higiene y de Tuberculosis*, 30 Septembre 1915.

Les colloïdes organiques ont été employés parfois avec succès; on doit à leur introduction dans la thérapeutique la *mycolysine* de Doyen et sa succédannée la *Loycine N.° 2* du Dr. Jean Huard (1).

Las expériences de Seligmann ont fait entrevoir que les phénomènes d'agglutination, précipitation, hémolyse, bactériolyse, rapportés à des réactions complexes antigéne-anticorps, ne sont que des réactions entre colloïdes (2). Las études de Largier des Bancels sur l'influence produite par les électrolytes dans les actions réciproques de différents colloïdes ont conduit à appliquer cette méthode à l'étude de l'immunité, et les résultats déjà obtenus font entrevoir un essor considérable dans cette direction (3). Nombre de symptômes morbides s'expliquent plus aisément en se basant sur la chimie colloïdale que de n'importe quelle autre façon. La formation de l'œdème, par exemple, était jadis attribuée à une stase anormale de liquide, résultant d'une augmentation de la pression sanguine et de la perméabilité des parois vasculaires. H. Fischer a démontré expérimentalement que l'œdème se produit lorsque, en présence d'une quantité suffisante d'eau, le pouvoir de se gonfler des colloïdes tissulaires augmente au-delà du degré que nous pouvons considérer comme normal (4). Cette explication a montré la voie à suivre dans le mode de traitement, et souvent on a ainsi obtenu de meilleurs résultats (5).

L'action thérapeutique des injections de ferments métalliques a fait l'objet d'innombrables essais, depuis ceux de Netter en 1902, et il existe dès ce moment une documentation très touffue sur ce point. Il y a un effet immédiat sur la température, comparable à celui des diastases organiques; c'est d'abord une légère élévation thermique, de 2 à 3 dixièmes chez les individus sains, de 3 dixièmes à 2 degrés, et plus, chez les fébricitants, avec un paroxysme apparaissant de la troisième à la septième heure, et suivi de défervescence.

(1) Huard, *La tuberculose est curable*, Paris, Maloine, 1913.

(2) V. Germaine Montreuil, *La réction de Wassermann*, Paris (thèse de médecine), 1909, p. 30.

(3) Horacio Damianovich, *La doctrina de la Generación espontánea*, Buenos Aires, 1911, p. 48.

(4) H. Fischer, *Das Ödem. Eine experimentelle und theoretische Untersuchung der Physiologie und Pathologie der Wasserbindung in Organismen*, Dresde, 1910.

(5) Pöschl, *Introduction à la Chimie colloïdale*, trad. franç. de C. Heymans, Paris, Doin, 1912, p. 73.

Le pouls varie peu; il s'élève de cinq à dix pulsations quelques heures après l'injection, pour revenir à son taux antérieur. L'action des ferments organiques et des ferments métalliques sur le métabolisme est donc la même; dans les deux cas, il y a accélération des phénomènes d'hydratation et d'oxydo-réduction qui se passent dans l'organisme, soit normal, soit pathologique (1). Après l'injection des métaux colloïdaux, l'examen chimique de l'urine (méthode Gubler) accuse les mêmes phénomènes qu'après les injections de diastases organiques et notamment de diastase de levure de bière: décharge d'acide urique, augmentation d'urée, hyperindoxylurie, albuminurie temporaire, disparition fréquente de la globulinurie (2). L'action bactéricide est indéniable. D'après Melle. Cernovodeanu, l'argent colloïde à petits grains arrête le développement de la bactéridie charbonneuse, du bacile d'Eberth, du *bacillus coli*, du staphylocoque doré, du bacile de la dysenterie (3). Suivant Charrin, J. L. Chirié et Monnier-Vinard, le même ferment métallique a un pouvoir bactéricide plusieurs millions de fois plus considérable que celui des sels de mercure; un milieu contenant 1/80.000ᵉ d'argent est réfractaire au pneumocoque, et il suffit d'une proportion moindre pour faire perdre à ce microbe tout pouvoir rétentif (4). Si l'on admet avec nous que les microbes sont presque toujours des cristaux imparfaits dont l'imprégnabilité par les toxines endogènes de l'organisme malade est la seule base de virulence, cette disparition de la faculté de rétention revêt une haute importance prophylactique.

Albert Robin rapporte, relativement à l'utilisation thérapeutique des ferments métalliques, les observations suivantes:

| | Nombre de cas traités | Nombre de cas jugulés |
|---|---|---|
| Pneumonie | 95 | 82 |
| Broncho-pneumonie | 14 | 8 |
| Rhumatisme articulaire aigü | 25 | 25 |
| Id. avec cardiopathie | 29 | 28 |
| Pseudo-rhumatisme infectieux | 13 | 13 |
| Méningite | 3 | 3 |
| Thyphoïde | 10 | 9 |
| Scarlatine | 2 | 2 |
| Septicémie puerpérale | 4 | 4 |

(1) Albert Robin, *Les ferments métalliques et leur emploi en thérapeutique*, pp. 93 et suiv.
(2) Robin, *loc. cit.*, pp. 70 et 90.
(3) *C. R. Soc. de Biologie*, (Paris), T. LXI, p. 122.
(4) Charrin, *C. R. Soc. de Biologie*, T. LXII, p. 85.—J. L. Chirié et Monnier-Vinard, *C. R. Soc. de Biologie*, T. XLI, p. 673.

Les résultats ont été douteux dans le cancer, la cirrhose hépa-
tique et le diabète; nuls dans la méningite tuberculeuse, l'ictère,
le tétanos, la syphilis secondaire et le mal de Bright; négatifs dans
la tuberculose pulmonaire (1).

Peut être, selon Herrera, ces ferments agissent par le *Micrococcus
brownianus* qui contienent.

Le *Lantol*,—rhodium colloïdale électrique de Lancien et Thiroloix,—provoque chez les fébricitants atteints de maladies dites
"infectieuses" un abaissement de la température et une hyperleu-
cocytose polynucléaire, en même temps qu'une diminution de
l'urobiline et de l'indol (2). Thiroloix et Lancien ont également fait
expérimenter avec succès contre le cancer le *Séléniol*, ou sélénium
A colloïdal (3).

Chaque jour s'objective davantage le prédiction plasmogénique
que nous avions faite en Avril 1913: "La médicine de l'avenir doit
" tendre à être préventive, plutôt que curative. Elle doit avoir pour
" but..... de conserver dans son intégralité la trame physico-chi-
" mique de l'organisme..... Pour qu'elle réalise ces voeux, nous
" ne voyons qu'un moyen: qu'elle soit *minérale et colloïdale*" (4).

---

(1) Albert Robin, *loc. cit.*, passim.
(2) *C. R. Soc. médicale des hôpitaux de Paris*, 15 Décembre 1911.
(3) *C. R. Soc. méd. des hôpitaux de Paris*, 16 Février 1912.—*Les métaux colloïdaux
électriques*, Paris, Couturieux, 1913, pp. 40 et suiv.
(4) Albert et Alexandre Mary, *Les nouveaux horizons de l'évolutionnisme*, in *Revue
Médico-Sociale*, 4e Anée, N.º 4, 1913.

## CHAPITRE II

### Agriculture et Industrie

L'attention a été appelée en 1862 par Th. Graham sur le rôle favorable des silicates et des colloïdes organiques au point de vue de la fertilité du sol. Rholand a reconnu que les colloïdes augmentent la viscosité et la capacité hygroscopique du sol, et influent sur la solubilité des sels minéraux et des gaz. D'après J. M. Van Bemmelen, la terre arable doit à sa tenuer en hydrogels, représentés par les hydrates d'aluminium, de fer et de silicium, la propriété d'*absorber* les matières colorantes et les substances colloïdales qui pénètrent dans le sol; c'est là une propriété d'une importance capitale pour l'enrichissement du sol en engrais. De cette manière, les substances nutritives sont conservées aux plantes, et non entraînées plus profondément par l'eau. En outre, le pouvoir inégal d'adsorption que possède le sol vis-à-vis des différents ingrédients des engrais, explique que la plante puisse retirer à l'engrais principalement les substances nutritives cristalloïdes, c'est-à-dire diffusibles, tandis que les substances complexes colorées restent fixées par les colloïdes du sol (Rohland). Ceux-ci empêchent également,—toujours grâce à l'adsorption,—les sels solubles de venir se déposer à la surface, et les conservent ainsi à portée des racines végétales (1). Oberlin a prouvé l'efficacité de la silice colloïdale dans l'amélioration de la culture de la vigne, et Cushmann conseille les feldspaths—minéraux silicatés—pour donner de la potasse aux terrains. A. L. Herrera a rassemblé une notable bibliographie de la question dans son mémoire sur *l'importance des colloïdes naturels inorganiques.*

---

(1) Pöschl, *Introduction à la Chimie colloïdale*, 1912, pp. 74 et suiv.

On comprend sans peine que le métabolisme holophytique sur l'étude duquel doit reposer l'agriculture scientifique soit particulièrement éclairé par l'élucidation totale du rôle biologique des minéraux. Schlœsing a analysé des eaux provenant de diverses terres arables des environs de Paris; la moyenne de dix-huit analyses révèle dans ces liquides, normalement absorbés par les végétaux dont ils humectent les racines, environ 50 milligrames seulement de matière organique par litre, contre presque autant de silice, six fois plus d'acide azotique et sept fois plus de chaux. Certains échantillons de la fertile "terre noire" de Russie *(Tchornoïzem)* renferment 40% d'azote et carbone organiques contre 60% d'acide phosphorique, chaux, magnésie, oxyde de fer et silice soluble; mais d'autres spécimens renferment jusqu'à 95% de composés minéraux, dont le contigent silicique égale presque, à lui seul, le taux d'azote organique. L'excellent guano des îles Falkland, engrais de choix, contient en moyenne 22% de matières organiques et 27% de silice; le guano de la côte du Mexique n'a parfois que 18% de matières organiques à mettre en regard de ses 38% de silice. Une poudrette sèche analysée par L'Hôte recélait après de 20% de silice et silicates. Peut-être y aurait-il lieu de réviser sérieusement le procès des sols arables, des amendements et des engrais, en abandonnant la considération à peu près exclusive jusqu'ici des dosages d'azote, pour revenir à une classification plus en rapport avec la minéralogie biologique végétale. Les terrains volcaniques, par exemple, sont d'une fécondité telle, qu'au risque de pâtir de catastrophes toujours à redouter, l'homme étend de nouveau vignes et cultures jusqu'au pied des montagnes ignivômes dès que la violence de l'éruption s'est atténuée. Les environs de l'Etna sont dans ce cas. Or, les terrains volcaniques sont surtout formés de silicates, et Van Bemmelen n'a pas manqué d'insister sur l'importance de ce fait.

La catalyse devra être utilisée pour la transformation chimique et l'amélioration des sols arables; mais c'est surtout en matière industrielle, préparation des boissons fermentées, traitement et veillissement artificiel des vins et spiriteux, fabrication des suifs et graisses synthétiques, etc....., que la facile et peu coûteuse production plasmogénique de phénomènes catalytiques trouvera des applications dont on ne peut encore prévoir toute l'ampleur.

Un grand nombre d'industries chimiques (cellulose, fécule, celluloïd, cuir, colle, résine, caoutchouc, papiers, soie artificielle, photographie), utilisent les propriétés des substances colloïdales, dont une connaissance plus approfondie ne peut qu'améliorer les procédés employés par la technique (1). Beaucoup de verres colorés par des métaux colloïdaux (verre rubis d'or, verre rubis cuivre, etc.....) doivent être recuits pour se colorer parce que le ramollissement de la pâte vitreuse permet aux particules métalliques colloïdales de se gonfler par intussusception et de passer de la dimension amicroscopique à la dimension ultra-mocroscopique (2). L'industrie de la porcelaine et celle du caoutchouc, le sewage (épuration) des eaux-vannes, reposent en grande partie sur les propriétés de colloïdes typiques et sur la fixation des impuretés colloïdales sous forme de cobinaisons d'adsorption (3). Le dernier mot de ces problèmes industriels est loin d'avoir été prononcé par la science.

D'ores et déjà, la révolution biologique paraît ainsi se répercuter profondément dans tous les domaines de l'activité mondiale. Et ce qu'il y a de plus précieux pour l'esprit humain dans cette perturbation technique est sans doute beaucoup moins l'apparition d'une science nouvelle que la consécration définitive d'une méthode calomniée.

(1) K. Arndt, *Bedeutung der Kolloïde für die Technik*, Dresde, 1911.
(2) Pöschl, *Introd. à la Chimie colloïdale*, 1902, p. 78.
(3) *Id.*, pp. 79-81.

# CHAPITRE III

## Minéralogie plasmogénique

La Plasmogénie jettera sur la minéralogie une lumière extrêmement brillante. Jusqui'ici, les synthèses texturales n'ont pour ainsi
dire été etudiées qu'en ce qui touche les produits de fusion ignée.
Les meilleures, en même temps que les plus anciennes, sont celles
de Sorby *(British Association,* 1880; *Geological Magazine,* 1880,
p. 468). Quant à l'étude des morphogenèses minérales en mileux
de fusion aqueuse, elle a été commencée par Harting, qui a fait voir
dans les corpuscules qui portent son nom, les éléments sphériques
des calcaires oolithiques et pisolithiques. Leduc a mis en évidence
l'aspect colloïde des croissances osmotiques calcaires, et la nature
offre des aragonites coralloïdes, dans lesquelles la force cristalline
a dû être, pour le moins, modifiée par la présence de colloïdes.
Telles sont les deux séries d'observations dont l'idée directrice de-
mandait à être systématisée.

Nous avons entrepis de démontrer expérimentalement que les
structures minéralogiques délicates qui rendent si attrayante l'étude
des silicates, répondent à l'application, en milieux de fusion aqueuse, des procès d'osmose et de cristallisation imparfaite.

La synthèse des inclusions gazeuses que l'on rencontre dans les
calcédoines et les quartz, a été réalisée sans difficulté. On prend
un complexe de silice colloïdale et d'acide azotique nitreux (6%).
Par la solidification de la gelée, on obtient, dans le tube, une belle
silice transparente, jaunâtre, avec de nombreuses bulles de dimensions très diverses, capricieusement disposées. Si l'on examine
ces bulles au moyen d'une loupe, on remarque qu'elles renferment
parfois d'autres inclusions plus petites, contenant les unes et les
autres du peroxyde d'azote. La formation d'inclusions liquides ou

gazeuses est facilitée par la structure primitivement alvéolaire du gel. Ainsi, il y a lieu d'admettre la formation, aux dépens de gels siliciques très dilués, d'un grand nombre de cristaux de quartz.

D'autres observations prouvent qu'il ne s'agit pas là d'une vaine affirmation. Nous avons étudié un grand cristal de quartz hyalin rempli de filaments d'amphibole trémolite. Ces filaments ne sont pas des cristaux. L'examen microscopique les révèle fréquemment ramifiés et légèrement sinueux. Sur certains points des lames minces examinées, la trémolite existe, non en filaments, mais en pellicules micellaires identiques aux flocons des précipités de double décomposition, et en petites vésicules osmotiques, quelquefois rompues et dont le contenu granuleux s'est répandu dans le magma. Ces diverses inclusions apparaissent brisées et mêlées dans différentes directions, les extrémités cassées venant affleurer les faces du cristal. Il est clair que cet aspect est dû au retrait qui a accompagné la cristallisation, on le retrouve, en effet, dans les fines croissances osmotiques filamenteuses développées dans une gelée silicique en voie de coagulation progressive.

On peut, dans cette orientation, multiplier les observations et les expériences. Nous avons étudié de jolis cristaux de quartz hyalin, dans lesquels se trouvent des filaments déliés d'amphibole actinote. Ceux-ci, examinés sous un grossissement de 10 diamètres, révélaient une texture osmotique manifeste. Ces croissances d'actinote ont des ramifications, des nodosités, parfois une structure périodique, comme celles de nos laboratoires,—principalement comme celles obtenues au moyen de granules de sulfate ferreux semées dans un complexe de silice colloïdale et de silicate de sodium. L'actinote est un silicate de chaux, de magnésie et de fer, qui doit à ce dernier sa couleur verte. La liqueur silicique qui a servi d'eau-mère aux cristaux de quartz hyalin a dû contenir en même temps de petites quantités de silicates solubles; il s'y est trouvé mêlé, sous forme de particules plus ou moins volumineuses, des sels réagissants de fer, de calcium et de magnésium. Ces particules, comme le démontre l'aspect des inclusions, ont servi de point de départ aux croissances osmotiques, parfois vésiculeuses, fréquemment filamenteuses, exactement semblables à celles de silicate de fer en milieu silicique. Ainsi, il paraît certain que ces inclusions d'actinote se sont développées suivant un processus osmotique, antérieurement à la solidification des cristaux de quartz.

Les études microscopiques de Zirkel ont établi l'extrême richesse de formes des trichites, longulites, globulites et dendrites qui se rencontrent dans les silicates et surtout dans les microclines et les obsidiennes. Sans nier qu'une température élevée ait accompagné la formation de ces accidents, on doit accepter l'intervention des milieux colloïdes et de l'élément fluide, et reconnaître que ni les facteurs ignés, ni la haute température, ne sont indispensables à la production de tels phénomènes. En utilisant des complexes à base de silice et de silicates (silicate d'aluminium $+ CO^3K^2$; — $SiO^2$ colloïde $+ CO^3Na^2 + CO^3K^2$, etc.....), nous avons obtenu des préparations microscopiques qui reproduisent toutes ces formes, indépendemment de toute influence plutonique. D'ailleurs, on rencontre dans les silex des formations de ce genre en grand nombre; elles sont nées en milieu aqueux, mais au lieu de rechercher leur origine plasmogénique, on les regarde comme des aiguilles de radiolaires ou des spicules d'éponges. Enfin, les roches volcaniques elles-mêmes ont conservé des témoins du milieu riche en eau dans lequel elles ont été constituées: ces témoins sont les zéolithes, minéraux qui ont emprisonné dans leur trame une partie importante de l'eau qui pénétrait les magmas éruptifs. Quand on chauffe ces zéolithes: mésotype, analcime, harmotome, leucite, elles cèdent leur eau en bouillonnant.

Les belles textures lobées ou zônées des agates ont été reproduites avec perfection en faisant diffuser des substances colorées dans des complexes siliciques.

Nous bornant à ces essais, nous n'avons pas la prétention d'avoir créé une minéralogie synthétique nouvelle, mais seulement d'avoir annoncé sa naissance.

Se plaçant à un point de vue différent, F. Cornu, avait, depuis plusieurs années, signalé ce fait important que beaucoup de minéraux naturels sont de véritables *gels*. Tels sont la bauxite, l'opale, la fischérite, la plombiérite, les silicates détritiques d'aluminium, l'anthracite, l'argyrose, la kérargyrite, etc..... Ces gels possèdent un pouvoir d'adsorption notable vis-à-vis des matières colorantes. Fait plus important encore, c'est par adsorption que les plus simples de ces espèces minérales deviennent de nouvelles espèces de plus en plus complexes; la série suivante est typique:

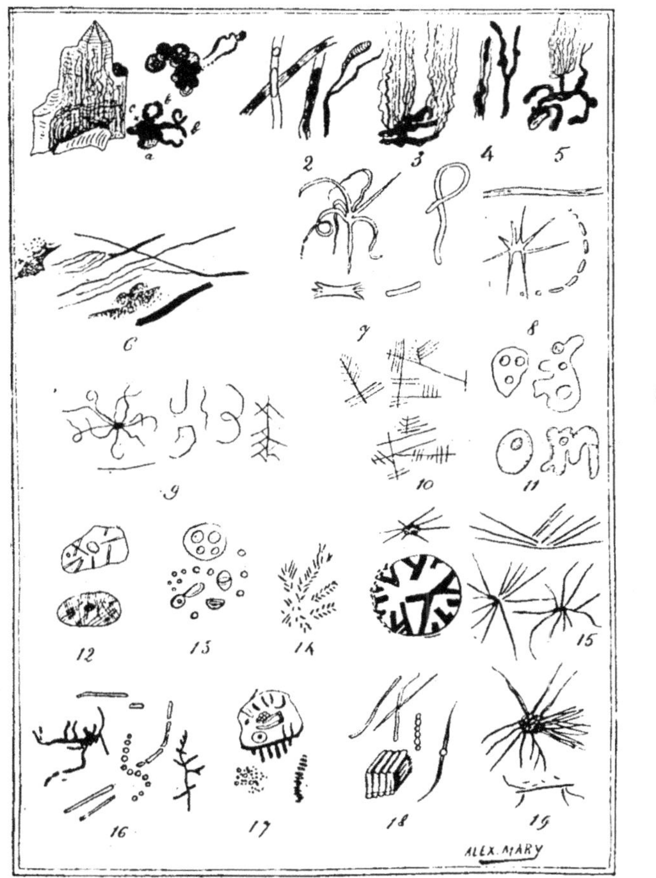


Figure 87

1, Cristal de quartz hyalin contenant des filaments d'actinote. A droite, deux petites croissances d'actinote observées dans le même cristal sous un grossissement de 4 diamètres: *a*), point de départ de la croissance, coloré en brunâtre par des traces de sels ferriques, résultant de l'oxydation d'un sel ferreux primordial; *b*), ramifications osmotiques; *c*), vésicule principale. —2, Filaments isolés grossis 10 fois. —3, Croissance osmotique obtenue en semant des granules de sulfate ferreux dans un complexe de silice colloïdale et de silicate de sodium.—4 et 5, Structure et particularités basilaires de la même croissance osmotique.—6, Inclusions osmotiques floconneuses et filamenteuses d'amphibole trémolite dans un gros cristal de quartz hyalin ($\times$ 40 diamètres).—7 et 8, Longulites et globulites (d'après Zirkel).—9, Trichites d'obsidienne (d'après Zirkel).—10, Inclusions dendritiques (d'après Zirkel).—11, Inclusions vitreuses et liquides (d'après Zirkel).—12, Inclusion de Wollastonite (silicate de calcium) dans la microcline. —13, Inclusions gazeuses artificielles dans la silice colloïdale.—14 à 19, Globulites, longulites et dendrites artificielles développées par la cristallisation imparfaite dans des complexes de silice colloïdale et de carbonates alcalins.

$$2 Fe^2 O^3 + 3 H^2 O = \text{Stilpnosidérite.}$$
$$2 Fe^2 O^3 + P^2 O^5 + \text{Eau} = \text{Delvauxite.}$$
$$2 Fe^2 O^3 + P^2 O^5 + 3 SO^3 + \text{Eau} = \text{Diadochite.}$$

(D'après V. Pöschl et C. Heymans).

Nous établissons d'autre part que divers phénomènes minéralogiques délicats répondent à l'application, en milieux de fusion aqueuse, des procès d'osmose, de diffusion, de cristallisation imparfaite, dont nous avons démontré le rôle biologique prépondérant. Ainsi s'unifie le cadre des activités naturelles, identiques chez l'organisme et chez le minéral, mais s'exerçant au sein d'ambiances divergentes qui modifient leurs effets morphogènes et dynamiques.

Formes organisées, cristaux, ou formes intermédiaires, apparaissent toujours comme les champs "cadavériques" (Herrera) de réactions moléculaires antérieures, de sorte que la matière minérale du Monde, réduit à un degré inférieur d'activité, n'est que le "résidu de la vie" (Clémence Royer), et d'une vie dont la source inépuisable, immanente, se trouve dans les plus petites particules de la substance cosmique.

# POSTFACE

## La Plasmogénie universelle

S'il est vrai que, sous l'impulsion de l'expérimentation plasmogénique, la biologie soit devenue partie intégrante de la physique générale, et que la source commune des lois physiques doive être, à son tour, cherchée dans le dynamisme des atomes, tout le Cosmos accessible à nos investigations revêt à nos yeux un caractère d'unité substancielle absolue. Son activité, résultat de pressions et de contre-pressions élémentaires, enlève à la vie et à la conscience universelles chantées par les poètes, leur renom injustement traditionnel de mythes gracieux; ses formes, qui se répètent à l'infini et évoluent dans des cycles homologues, sont toutes, comme celles des êtres organisées, des "formes modelées;" et à côté de la Plasmogénie biologique, s'ouvrent les perspectives illimitées d'une Plasmogénie universelle!

Sans attendre l'avènement de la Biologie synthétique, les géologues américains ont, depuis plusieurs lustres, disserté sur le "cycle vital" des accidents naturels, continents, massifs montagneux et réseaux hydrographiques. Ces derniers surtout, dont la mutabilité, dirigée par les fluctuations du niveau de base et du relief, est l'œuvre d'une activité, d'une vitalité perpétuelle propre à l'eau courante, n'étaient-ils pas tout désignés pour faire pénétrer dans la géographie physique une notion en quelque sorte biologique? Les fleuves ont, comme les arbres, des racines qui sont leurs sources et leurs affluents, un tronc qui est leur cours principal, des branches qui sont les bouches de leur delta. Les racines tirent du sol la sève qui parcourt le tronc pour aller s'épanouir dans les ramifications ultimes. Et, de même que meurent les frondaisons mal irriguées ou encombrées de produits nocifs insuffisamment excrétés, les embouchures s'aveuglent quand la masse d'eau en mouvement n'a plus assez d'énergie pour entraîner au loin les produits inutiles, sables et limons, dont elle s'est chargée.

Or, combien plus rigoureux et plus vastes apparaissent les rapprochements que l'on peut établir entre les morphogénies vivantes et les morphogénies géologiques et cosmiques, lorsqu'on songe que diffusion, osmose, forces capillaires, cohésion, et le reste, sont avant tout des processus d'ordre atomique, et que s'exerçant, mais sur une échelle formidable et grandiose, au sein de l'éther sans bornes, ces processus doivent y présider à la naissance des Mondes comme ils président, dans nos éprouvettes, à la naissance des cellules organisées!

En présence de telles inductions, c'est avec l'impression d'une prophétie accomplie que l'on relit les belles lignes de Paul Branda: " Jamais la Science n'est plus admirable que quand nous lui voyons " démontrer l'intime solidarité de deux phénomènes indépendants " selon toute apparence. Un jour peut-être, elle nous dévoilera l'unité " de plan de l'Univers, et la liaison du germe le plus infime avec " l'astre le plus perdu dans les profondeurs de l'espace!"

Note.—Herrera vient de confirmer sa théorie des Microcoques brownians en versant du collodion sur une boîte de Petri où des grains fins de plomb de chasse tournent rapidement par des oscillations de la boîte. En se coagulant le collodion emprisonne les grains et reproduit, selon les conditions expérimentales, l'aspect de la cellule, le nucléus, les colloïdes coagulés remplis des "grains colloïdaux de Perrin et Ostwald." Selon Herrera la théorie du protoplasma, des colloïdes, des ferments métalliques est fausse.

Une émulsion de grains de plomb et collodion tombant sur l'eau et se coagulant, imite les amibes et leucocytes granuleux..... mais ces grains sont toujours inertes et accidentels. (H.)

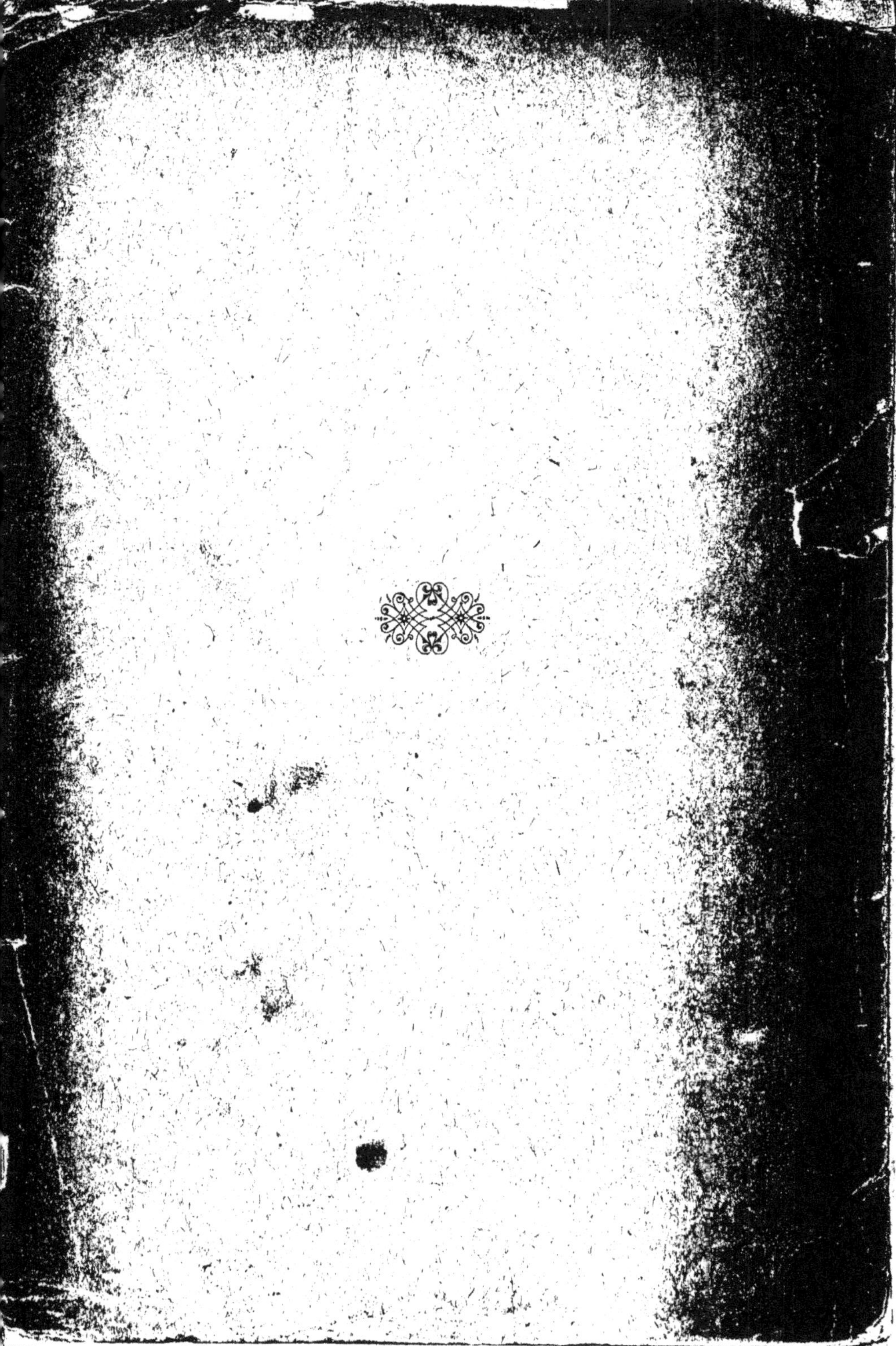